THiNKr
新思

新 一 代 人 的 思 想

想象力

大脑如何
让我们脱颖而出

David Bäckström

[瑞典] 大卫·贝克斯特罗姆 · 著　　王梦达 · 译

中信出版集团 | 北京

图书在版编目（CIP）数据

想象力：大脑如何让我们脱颖而出 /（瑞典）大卫·贝克斯特罗姆著；王梦达译 . -- 北京：中信出版社，2023.12

书名原文：Fantasi

ISBN 978-7-5217-5949-5

I. ①想… II. ①大… ②王… III. ①脑科学－普及读物 IV. ① R338.2-49

中国国家版本馆 CIP 数据核字（2023）第 164420 号

想象力：大脑如何让我们脱颖而出

著者： [瑞典] 大卫·贝克斯特罗姆

译者： 王梦达

出版发行：中信出版集团股份有限公司

（北京市朝阳区东三环北路 27 号嘉铭中心　邮编　100020）

承印者： 北京通州皇家印刷厂

开本：880mm×1230mm 1/32　印张：9　　字数：184 千字

版次：2023 年 12 月第 1 版　印次：2023 年 12 月第 1 次印刷

京权图字：01-2023-4924　　书号：ISBN 978-7-5217-5949-5

定价：59.00 元

献给意识的旅人，
我的学术导师和评论家。

目录 CONTENTS

第四部分　**思维的大脑**

PART
FOUR

我们眼前的谜团

我在这本书中阐述了一种能力，它的存在，不仅从根本上改变了整个世界，而且促使我们探索、学习和规划，具象化地进行抽象思考。这就是所谓的想象力。

说来也怪，于我自己而言，围绕这一小众话题展开思考，实则源于一些非常具体的事件。我是一名神经科医生，研究领域包括神经系统及其疾病。刚取得医师资质不久，我就注意到，大脑和脑损伤会通过某些途径对思维产生干扰。以瑞典为例，这些事件不仅存在于医院之内，同时也真实发生在院墙之外的家人、朋友和熟人身上。我亲眼见证了脑损伤（有时只是脑部组织结构异常）改变患者所面对世界的实例。其中既包括所谓的缺失性现象（部分机能的丧失，比如失明、视觉失认症、痴呆或缺少共情等），也包括某些获得性现象（部分机能的增加，比如幻觉、情感波动，或在冬季白雪皑皑的森林中看到不真实色彩的特殊体验）。我们不妨将这些由脑损伤引起的世界改变看作千奇百怪的自然界实验，而它们出现的速度远比我预计的要快。因此，这本书也是我自己的人生之旅。这些年发生的事件塑造了我对大脑构建世界的创造性过程的见解。在这些情境中，我不禁对人类正常思维的运作进行回顾和反思。在我们生活的世界里，原子是没有生命的，但由原子组成的大脑却具有生命力。那么，我们头脑中这些物理因素——原子、分子、细胞和脑网络活动——是如何创造出多样性的鲜活世界，并且将其生动地呈现在我们眼前，让我们获得最直观的体验的？具有生命力的生物性大脑，又是如何创造出构成我们日常生活基础的意识、印象和思想的？就我自己的原生家庭而言，创造性想象力是否具有特殊的意义？

我由此开始陷入另一个巨大的谜团：为什么人类拥有先进的思想？我们能够以自己的方式对未来进行思考和假设，而其他动物似乎并不具备这种能力。简而言之，人类为何表现出不寻常的一面？而人类在动物界中特立独行的存在，又有何意义？

* * *

在这本书中，我们会通过一个特殊的视角探寻大脑的真相。在动物界中，我们的不寻常体现在许多方面：我们通过先进的语言相互交流；我们创造发明，讥讽嘲笑，跨越理念和国界挑起冲突，热衷于动植物的研究和驯化。但从根本上来说，决定我们许多特质的一大重要区别在于我们对自身、对未来及对周围环境的想象性思考。我们在很大程度上会考虑到未来趋势和视野盲区。这种思考能力（至少其高级形式）是人类专属的特点。在这本书中，我会围绕这一独特能力展开论述，并且结合社会因素、图像化因素和综合性因素，探究其运作机制和产生原因。

对于想象力的起源众说纷纭，其中一种解释是，它利用了我们祖先所建立的大脑功能，早在人类直立行走之前就已经存在。

所有哺乳动物都具备这些功能。在大脑描绘想象力图景的同时，我们也能明确地注意到它正在发挥作用。人类的知觉——我们的感官——就是想象力的一部分，反之亦然：想象力也是知觉的一部分。因此，你在外部世界中的见闻经历，以及你在自身幻想中的见闻经历，都是同一个生物系统的组成部分。我们通过这种运作方式，利用人类的思维创造出现实。它揭示出，在物质和生物近乎无限丰富的自然世界中，我们人类是如何参与和融入的。对其运作原理的解释并不会让世界失去魅力，反而会增加我们为之惊叹的理由。它所牵涉的精神能力，既具备非凡的意义，又不失娱乐性，所以在探索过程中，希望我们同样能享受到乐趣！

在踏上这段旅程之前，我还想再说几句。对于所有提供过帮助的人，我想要特别感谢其中几位：你们无私地分享了自己的神经病学经验，这种慷慨的态度实在罕见。你们曾面对生活中的新疾痛，而且往往是在暮年遭遇的，这种挑战是常人难以想象的。有的时候，你们的经历似乎来自意识最遥远的角落，好比在没有地图和导航的情况下，穿越深渊，攀上另一侧的悬崖。而你们的乐观精神令我讶异和感佩。你们是最重要的存在。你们的故事让我相信，人类拥有巨大的适应能力。我对你们的感激不言而喻。诚然，你们是我的病人，但首先，你们是我的导师。尽管你们的姓名并未出现，但我想将这本书隆重而诚挚地献给你们。

大卫·贝克斯特罗姆

2021 年 10 月于纽约

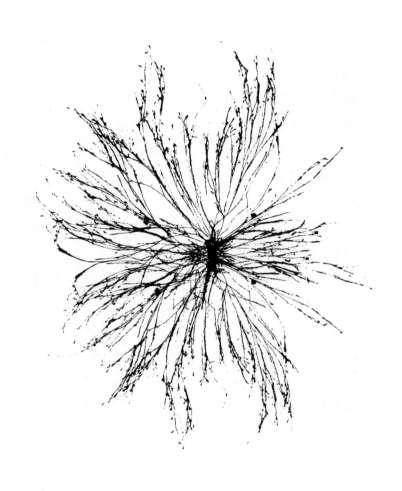

1

进化的大脑

第 1 章

盛夏的雪花：
从脑损伤开始的探寻

> 无论身处哪个领域，你都要找到最奇特的一点进行研究。

约翰·惠勒

接到那通电话是在 8 月的一个下午，距离新学期开学还有几周，打电话给我的是医院神经科的一名护士，她的语气相当困惑。她新收治了一名病人，该病人是一位 73 岁的女性，当天早些时候出现了大面积脑梗死的情况。一个血块阻断了她大脑中的部分后循环，并在左侧的枕叶和颞叶造成了大面积斑点状的神经细胞死亡，即中风。尽管脑梗死的发生无法阻止，并且的确造成了脑部的严重受损，但该女性表现出来的状况却相当不错。她意识清醒、反应警觉、聪慧机敏，并且保有语言功能。确切说，受损的是大脑中与视觉处理有关的部分。这位名叫阿尔瓦的女性，在右眼大部分视野变为盲区后，开始观察到某种奇怪的现象：右眼视野的盲区被另一片陌生的图景取代。她能看见晶莹的雪花缓缓飘落在刚打扫过的地板上，此外，还有一些和周围环境相称的古怪物体。比如，阿尔瓦在沙发所应摆放的位置，看见了一张乡村风格的旧沙发。

"会不会是癫痫发作？"护士提出自己的猜测，"说不定是视觉系统的问题？"当时正值盛夏时节，户外晴空万里，完全没有降水的迹象。

我并没有和她在电话里进一步讨论这个问题，而是挂断电话，搭电梯来到位于五楼的53病区。因为是周末，走廊里空空荡荡的，脚步声久久回响。身为退休教师的阿尔瓦坐在宽敞病房的一张扶手椅上，脑梗死的确导致了她右眼视野的大面积消失，而且导致她很难通过视觉识别出部分常见物品。当然了，如果能用手触摸到的话，就会好很多。她在意识层面保持着完全清醒，并且充分肯定了护士关于诡异雪景的说法。

"我看到了下雪，一大片一大片的干雪花，正在一点点往下落。"她向我描述道。

"这些雪花，你是在哪个位置看到的？"我有些疑惑。毕竟，视觉的特点更偏向于神经性质，而非气象性质。她往后一靠，整个人陷在扶手椅里面。

"右眼这里。有的时候会出现大面积色块，而且不知道为什么，感觉雪花也变得比较潮湿。"

阿尔瓦靠墙坐着，阳光从打开的窗户中投射进来。被太阳炙烤了大半天，整个房间都变得暖烘烘的，但阿尔瓦右眼的视觉世界仍是一片冰天雪地，雪花时而干燥，时而潮湿，闪着晶莹的光芒片片飘落，结结实实地占据了她一半的视野，偶尔还变幻出斑斓的色彩，仿佛来自遥远的北极和某个超现实世界。单就医院外的景象而言，我们丝毫找不到这种天气变化的任何征兆。高温仿佛锅盖般笼罩住这座城市，就在几天之前，附近的草地还起了火。然而，漫天飞雪和艳阳高照的情况仍然并行不悖地继续。阿尔瓦甚至怀疑阳光是灼伤她视力的罪魁祸首。既然幻觉持续了好几个小时，并且只有右眼的视野受到了影响，诊断为癫痫的可能性变得微乎其微。由于左眼视力仍然正常，阿尔瓦能够自主阅读、进食，并且从事其他活动。事实证明，漫天飞雪只是前奏曲。就在当晚，随着天空渐渐放晴，一群迷你动物和一个小矮人突然出现在地板上。狐狸、猫头鹰、驼鹿和其他五颜六色的鹿组成了一个集体，悄无声息地前行。队伍最末是一头美洲野牛，尾巴后面还跟着一个牛倌。这些动物仿佛微缩玩具，一个个从床底下钻出来，成群结队地走过刚才下过雪的地方。至此，情况已经非常明显了：虽然阿尔瓦左眼的世界一切如常，但右眼的世界却成为一场灵动的幻觉，整个下午都在不断发展变化之中。

"这些小家伙太有意思了，像是在举行一场无声的巡游。感觉进入了《格列佛游记》，"晚上喝咖啡的时候，阿尔瓦告诉我，那幅场景是多么美丽，"这些动物五颜六色，比病区里的东西漂亮多了。画都画不出来。"

从大脑的角度来说，它们正是阿尔瓦本人画出来的。她的大脑正在画出一幅幅图景，以代替现实中缺失的视觉印象。这些动物和小矮人如果在现实中有原型的话，它们在阿尔瓦脑中的样子比起原型要渺小得多，而且更为扁平化。在神经学上，这种缩减现象常常被称为爱丽丝梦游仙境症，即视微症。但不可否认的是，它们仿佛小精灵般，从床下幻化出来，不失栩栩如生的迷人光彩。第二天，地板上出现了一个身着瑞典民族服装的小女孩。总之，视野盲区内似乎并不缺乏新的元素。不过，近似《格列佛游记》的场景过于密集和拥挤的时候，阿尔瓦会将注意力集中在病房左侧，试图转移视线。更糟糕的是，幻觉中的某个人物会突然转移到她左眼的视野之中，无节制地侵犯健康的另一半视觉。

要想解开这个谜团，我们必须抓住一条关键线索：幻觉主要出现在阿尔瓦的盲区，也就是所谓的视力障碍区。这种在盲区（确切说，阿尔瓦的情况还达不到全盲的标准）中产生幻觉的现象，正是夏尔-博内综合征的特点。这种现象表明，我们的大脑在有所缺失的时候，会积极唤起其他功能来替代缺损的功能。而在遭受伤害的时候，大脑常常会涌现出这类充满希望的创造力，形成补偿机制。我在想，是否可以将此视为某种回应：外在视觉的缺损触发了更高级的视觉处理机制，从而导致视觉系统的一部分补偿性地过度活跃？或许这是大脑中完好无损的部分对缺损的修复方式？

接下来的几天内，阿尔瓦的大脑继续产生各种各样的幻觉。这种景色诚然值得欣赏，但偶尔也会对她造成困扰，包括影响她的阅读。随着阿尔瓦开始服用一种试验性的新药物——名为利培酮的精神科药物，动物和小矮人的形象先是进一步缩小，之后彻底消失。这是一个喜忧参半的结果：阿尔瓦偶尔还会想念那个小人国，但她已经不用担心视觉注意力受到干扰。一周后，阿尔瓦的视力有所改善，情况趋于稳定，已经达到停止服药的标准。事后回想起这一切，阿尔瓦露出了会心的笑容。我们一致认为，在脑梗死发生后的几周时间内，曾有一名才华横溢的艺术家在她大脑中短暂居留。

* * *

随着夏季接近尾声，大批医学生陆续返校。来自全国各地的青年学者结束假期，共聚于此，组成一个个新的团队，这总是让人欢欣鼓舞。那段时间内，我们接诊了若干名视觉系统受损的病患。其中一些因为病情的反复而产生幻觉。一名女性因老年性黄斑变性（age-related macular degeneration，简称 AMD）出现视网膜受损，即罹患了外行人俗称的黄斑病变，经常会在花园里看见拖拉机直冲自己驶来。由于丈夫是一名拖拉机司机，她有时很难将幻觉和真实世界里开拖拉机的人区分开来。特别是从室内往屋外看的时候，因为无从判断拖拉机是否发出声响（不同于真实世界的拖拉机，幻觉中的拖拉机是无声无息的），她就更容易陷入混淆。一般情况下，她也清楚，这些幻觉并不真实。此外，独自漫步于乡村小径的时候，她还会看见树木脚步轻盈擦身而过的景象。医学院的学生听得入迷，但这位女性早就习以为常，并不大惊小怪。应医生要求进行回忆和复述时，她提到美丽和丑陋的幻觉在视觉盲点中交替出现，频率和节奏难以捉摸，完全不受控制。早晨心情好的时候，她会看见年轻时认识的美丽舞者，到了晚上，如果疲劳或烦闷的话，她会看见大灰老鼠冲自己龇牙咧嘴地怪笑，或是数条毒蛇绞缠成一堆。美丽和丑陋就这样，交替填补着她的盲点。桌子下面可能会突然出现一只老鼠，而当她伸手想要抓捕的时候，老鼠却又倏忽不见。这是夏尔-博内综合征的另一变体。罕见的是，该女性的情绪似乎影响了幻觉的内容。填补盲点的景象是美还是丑或多或少和她心情的好坏有关。这便是所谓的心境协调性幻觉。相比于夏尔-博内综合征所产生的幻觉，这一特征在心理原因引发的幻觉中更为典型。从另一个方面来说，或许她看见的部分事物，不过是滞留在受损视觉系统中的碎片？或许，这些幻觉一如水中的倒影，是她白天清醒时意念的闪回和反馈？ [①]

* * *

尽管位于医院正中并不特殊的位置，53 病区却给人一种阁楼般的温馨感。大门几乎永远是敞开的，门诊那边的教授很少过去，这也让在 53 病区工作的低年资医生感觉更为自在。相比于

---

① 至少我们很难把拖拉机纳入心境协调性幻觉的范畴。

精神科，这一类的神经科往往更容易接触到视幻觉的病患。在一些让人不适的病例中，视幻觉是死亡逼近的第一个凶险征兆，是我和惊慌失措的病患家属不得不面对的残酷现实。在极少数情况下，脑部的侵袭性疾病很可能伪装成无声的幻觉假象，然后演变为对身体和精神的彻底破坏。病区内每年都会遭遇这类不幸。其中包括导致大脑出现海绵样变性、病程发展迅速的克-雅病，或是血块不巧滞留在基底动脉顶端，严重损害了上部分脑干。这些疾病来势汹汹，具有极强的攻击性，只要其中任何一种猝不及防地出现，这个阁楼般的病区就立刻会陷入凝滞状态。我们常会感到束手无策。有时，经验丰富的同事会指出，最初的征兆其实被我忽略了，它可能是出现在汽车引擎盖上幻视的小狗（观察到的病患在几小时后去世）。那种感觉是，死亡正潜伏在病区旧走廊的某个角落里——或许躲在角落里的就是那只小狗——不以我们的意志为转移。有时，我甚至会产生一种错觉，就在病区偏僻的犄角旯儿，一个身穿暗黑盔甲的骑士突然出现，镂空面具掩盖住了他的真实面孔。他的身形比大家高出半米，略略弓着腰，神不知鬼不觉地往前挪移，然后低声说："我比你们都要强大。"

这位难以捉摸的对手从未解释过只言片语。

"死亡是不需要解释的。"金属身体内空洞地回荡着一个声音。或许是小狗在说话。但更多的时候，幻觉是温和而无害的。它们的出现和消失无关死亡或损害，只是无从解释而已。

医院外面已是初秋的景色，护士们仍然日复一日地忙忙碌碌，公园里树木的色彩越发鲜艳，继而渐渐暗淡下去。这段时间内，我有很多机会接触到夏尔-博内综合征。我留意到，该综合征所产生的幻觉，既可能发生在视力受损的患者身上，也可能源于大脑视觉处理系统的损伤。这种幻觉，往往是部分视觉环境在受损视野中的忠实再现，这一点着实令人称奇。患有夏尔-博内综合征的病人在贴满壁纸的房间会说自己看到逼真的壁纸逐渐填补了视野盲区。如果是视网膜缺陷导致的失明，这种现象发生时患者自己往往意识不到。壁纸图案、自然植被或是天空中的云彩，这些都会像复制粘贴一样，弥补视觉障碍所造成的缺失，并且随着视线的移动而发生动态变化。另一种情况下，填补盲区的是视障患者自己的身体部位（手或者脚）。当然了，如果视觉盲区中出现的是某个卡通人物，就很容易发现这是幻觉了。

以上现象的发生远比我以为的要普遍，这让我既好奇又困惑：究竟是什么，让大脑在视觉盲区内创造出如此生动而具体的场景呢？为什么大脑不使用更简单的图像作为替代？比如最平常的灰白色背景，或者干脆什么都没有。还有，这些创造性场景和图像的实现，似乎并不依赖人为努力或大脑控制，其中又有什么原理呢？

对于健康人群来说，视幻觉的现象同样存在。当周围光线比较昏暗时，我们眼前会产生一些模模糊糊的影像。从某种意义上来说，夜晚做梦时，你也会经历这种幻觉。众所周知，我们每个人的视野中都存在一个正常的盲点。盲点之所以会存在，是因为我们一部分的视网膜——视神经进入眼睛的地方——缺乏光感受器。我们的大脑从视野附近选取素材，进行复制，从而填补了这一正常的盲点。这种复制粘贴过程，和夏尔-博内综合征的表现有着相似之处。事实上，健康的大脑一直在从事这种填充工作。大脑不间断地对我们周围的环境进行复杂深奥的猜测，从而帮助我们形成对世界的全面认知。夏尔-博内综合征的创造性方式虽然另类，却能反映出这一过程的实现步骤。它涉及我们环顾四周时自身行为的放大，以及为了强化体验所采取的辅助手段，这些我在之后的章节中都会有所阐述。或许，阿尔瓦和其他病患的健康状况，其实比我们预想中要乐观许多？

* * *

几周的轮岗结束后，我又回到53病区。那是10月里一个寒冷的日子，冰霜在晨曦中绽放出转瞬即逝的光泽，午后的阳光为树梢上的浓郁色彩增添了一抹暖意，天空显得格外蔚蓝。或许这就是秋天的模样。早早袭来的寒流使得透明冰块凝结在大学校园的池塘表面，冰块随后默默化入池底，于是在秋日的阳光下，池塘又恢复到黑黢黢的模样。学生们脚步匆忙地赶去各自的教室。

"你好啊，医生！"早上查房的时候，一位性格开朗的老人主动冲大家打招呼。该男性名叫维尔戈特，前一晚在急诊室里，他曾出现暂时性神志不清的状况，之后被收治进53病区，留院观察。一天结束的时候，他不太记得自己在白天都做了些什么。年轻时他曾有过短暂的吸烟史，但综合年龄考虑，他总体而言还算健康。由于久居乡下，大部分时间都在户外劳作，他的脸上布满皱纹。我们初步诊断为短暂性全面性遗忘（TGA）———一种暂时性的良性遗忘症。但很快我们意识到，受到影响的不仅仅是他的记忆。维尔戈特还出现了边界明确的大面积视力丧失。

"妈的，左半边什么都看不见。"说这话的时候，维尔戈特的面前摆了一份报纸，他的语气充满惊讶。

脑部磁共振成像显示，维尔戈特大脑皮质的后部视觉区出现了脑梗死，和阿尔瓦中风的情况差不多，梗死主要发生在枕叶，靠近额叶的边缘。但在他的描述中，我们注意到另一些令人费解的现象。他的思维和记忆都出现了视觉缺失的情况。这和一般的失忆病例不同，并不是通常的健忘症。对于电视上播放的新闻和近期生活中发生的事件，维尔戈特在讲述时都能精确到细节。遭到损毁的是他曾经的回忆。在维尔戈特记忆或想象的画面，以及任何假设的虚拟场景中，位于左侧的同一个区域统统消失不见。他和妻子共同居住的那幢乡间小屋，还有小镇上他经常光顾的购物街，一旦成为他脑海中的画面，就会在左侧产生固定的盲区。当他想象自己转身的时候，视觉盲区也会跟着移动，原本的盲区成为可见的视野，之前看不到的画面会突然呈现在眼前。无论在家里"转身"，还是在想象中掉转走路的方向，都会出现这种情况。也就是说，视觉盲区会跟随他在头脑中注视的方向而改变。从某种程度上说，这和阿尔瓦所患的综合征是相反的。经过奇妙的转化，视觉盲区已经进入维尔戈特的思维和记忆，并且不会自动填补。他真实的视野和内心的场景，因此都出现了一半的缺失。

当然，它和阿尔瓦所患的综合征也有相似之处。尤其令我惊讶的是，维尔戈特的描述清楚指出了一点：我们进行思考的时候（特别是涉及方位和地点的情况下），所使用的大脑部位，和观察外部世界所调动的部分是完全一致的。就像面对阿尔瓦这个病例一样，我又一次陷入困惑。思考时怎么会有如此明确的一部分消失呢？这是否意味着，我们所有人在想象某种画面的时候，其实是在字面意义上用视觉系统看到那些图景的？就更普遍的意义而言，将这种抽象思维视作某种具体的感官认知，究竟意味着什么？

那个秋天，只要同事不搬出成堆的科学文献，我就会利用业余时间阅读阿克塞尔·蒙特。蒙特是 20 世纪瑞典知名的精神科医生兼作家。据说旅居巴黎期间，他曾和让-马丁·沙尔科[①]共事过。我不禁好奇，我在 53 病区所目睹的情况，他是否也曾见过？100 多年前，他曾在欧洲诊断过那么多穷人病患和富人病患，这种抽象和视觉思维如此清晰和具体地转化的现象，他在病例中遇到过吗？

* * *

人类的想象力、反思能力和视觉思维不可避免地带有主观色彩。我的一些同事曾（用毫无掩饰的讽刺口吻）称之为大脑的

---

① 让-马丁·沙尔科是现代神经病学的创始人。

"放空"现象。但事实是，我们使用大脑皮质的相当一部分——很可能是绝大部分——恰恰是为了思考、计划、回忆和幻想。这种幻想和思考围绕着我们自己、我们的未来，以及未来所做的事而展开，相当于对世界的模拟。它所涉及的现象，就是我们对未来发展的预判和学习方式的核心。在我们思考的过程中，大脑结构也随之发生变化。近些年来，神经科学方面的研究拓宽了我们对这些现象的理解，这些现象影响了整个人类思维。以这一知识点为核心，我们能够从全新的视角对我们在动物界的独特性做出解读。

人类的想象力并不是一个全新的概念，而是深深植根于西方的哲学、文学和艺术的主题。或许对于如此重要的主题，相信仅靠科学就能做出解释，也是一种自以为是的一厢情愿？我在图书馆里搜集素材，重新阅览书架上那些被遗忘在角落里的作品，期待能从古代文献的只言片语中找到佐证。根据这一并不全面的调查，我们可以看到哲学领域内围绕该话题所阐述的一些明确看法。

首先，亚里士多德（公元前384—前322）认为，人类经验根据其心理性质，可分为不同的层次。人类的精神世界里，存在着具体而直接的感官印象，也就是我们所谓的感知。感知不仅具有自动性和时效性，并且由于感官性质，还具备了高密度的反馈性。换言之，它们能够反映出我们所接触的外部世界。根据亚里士多德的说法，站在这些感知对立面的，是纯粹的抽象思维，这很可能就是我们今天所谓的认知。在亚里士多德看来，我们抽象的理性思维不含有许多感官层面的特点。他还认为，这种思维是人类所独有的，其他动物不具备这种思维。此外，亚里士多德还提出，如果将感觉和抽象放在天平的两端，那么想象力就是天平正中的支点。想象力所占据的位置，应该介于反馈性的具体感知和表达性的抽象思维之间，它和这两者的属性各有重叠。因此，亚里士多德将想象力描述成知识的最浅层形式。[1]

苏格兰哲学家大卫·休谟（1711—1776）则偏重于个人经验的重要性。他强调，在我们对外部世界的感知中，既有来自外部世界的直接感官印象，也有我们在思考中形成的弱化印象以及映射印象，而这两者之间在强度上存在明显差异。在进行分析和计划时，外部世界的弱化印象牢牢占据着人类的头脑。休谟因此认为，如果将想象力和思维比喻为高楼大厦，那么过去的感觉和经验就是全部的建筑材料。也就是说，所有的知识都起源于感官印象，这种观点被称为经验主义。

此外，在一名更现代、更具影响力的思想家眼中，想象力也是一个重要主题。法国哲学家让-保罗·萨特（1905—1980）曾于1936年和1940年先后出版了《想象》和《想象心理学》两部著作，当时他还是一位名不见经传的作家。关于想象力这个话题，从世界范围看，当数这两本书的阐述最为全面。我在书架上意外发现了它们。几年前，我因为心血来潮而买下了它们，之后它们却被我冷落至今。我们只要深入萨特的思想世界，就能清楚地意识到，在这些作品和他后来形成的哲学理念中，他都认为想象力从根本上讲是非感官的。他认为，想象力存在于不同于感知的另一个维度，并非源于激活人类视觉、听觉和感觉的感官系统。

萨特以其特有的文字风格写道：

> 当被问及影像的话题时，大多数人都会声称，他们的确看见了所谓的"视觉"影像，也听见了所谓的"听觉"影像。该如何理解？我们不应该将"看见"等同于"目睹"……因为"看见"这个词，也包含了"在空间中感知"的意思。人们不能说，影像只能通过眼睛传输给自己，或只是来自视神经或视觉中心的信息……如果影像和知觉一样，产生于大脑中心，那么它必然存在于其他知觉之中……这些感觉无法外化，换言之，精神影像是肉眼不可见的。[2]

萨特因此否定了所有基于想象力的方法，认为想象力是一种内在思维的形式。反之，他认为想象力和知觉相互排斥。萨特还提到，内心的现实——想象中出现在我们面前的现实——无法让我们受教："从一个自己都不清楚的影像之中，人们是无法学习到任何知识的。""除了我所意识到的一切，它空无一物。""（影像）永远不会给人以新鲜感。"[3]根据萨特存在主义的观点，内在影像反而是人类意识自由的体现。

随着阅读的推进，我能明显感觉到，在萨特的思想世界里，身体及其器官（大脑也算其中之一！）是被抽离和移除出去的。他所说的人类思想并非实体化的，而是极其抽象，可以说是一个独立、静态、形而上的构造，同大脑和身体没有任何关系——甚至找不到源头。这些理论在 20 世纪中期的哲学思潮中颇具影响力。与之相似的是另一位法国哲学家勒内·笛卡儿在 300 多年前提出的"非物质"理论，即思想和精神都属于非物质的存在，不同于世界上的其他事物。笛卡儿认为，我们自身最本质的部分——精神——是缺乏延展性的存在，并不遵循物理定律。[①] 虽然笛卡儿对早期神经科学的某种形式颇感兴趣（比如，他提到患者截肢的身体部位会出现幻肢痛，这也是导致他对感官产生怀疑的因素之一），但萨特似乎对生理层面的大脑兴趣索然。我有种强烈的感觉：对于想象力，萨特既有高估的一面，也有低估的部分。他高估了想象力的抽象性，低估了我们的思维在其中的影响力。他同样低估了想象力使我们得到教益的能力，以及想象力对我们的好奇心起到的关键作用。与此同时，他也高估了我们感知的真实性和形象性。[4]

让我印象深刻的另一点是：就我所见，脑损伤病患思维和意识的变化具体而广泛，而萨特的叙述与之大相径庭。总而言之，萨特的观点尽管令人耳目一新，但就解释记忆和思维的神经性缺损来说，基本没有任何帮助。总感觉缺少了什么。

就在萨特著作出版的大约半个世纪以前，学界出现了另一种观点，并且它对现代思想产生了更为深远的影响，因此很难被忽略。提出这一观点的是进化论的创始人查尔斯·达尔文（1809—

---

① 笛卡儿在《第一哲学沉思集》里提到了这一点。

1882）。根据达尔文物竞天择的进化理论来看，无论是一般的身体器官和功能也好，还是人类的大脑和思维能力也罢，都能从作为人类祖先的动物身上一一找到对应。因此，从我们生下来的那一刻起，大脑和思维就已经预设好了特征。达尔文认为，人类的思维和情感都可以沿进化史往前追溯，并且这一背景深刻影响着我们如今的行为方式。在另一篇著名的论文中，达尔文提到，人类和其他动物之间的思维差异，并非种类上的区别，只有程度高低而已。[5] 我围绕这句话翻来覆去琢磨了很久，仍然无法摆脱这样一个结论：就精神层面的若干能力而言，人类和动物存在本质的不同。无论是人类的语言或象征性思维，还是我们创造出平行世界的奇思妙想，在动物世界中似乎找不到任何对应。

* * *

很明显，我们在涉及精神层面的问题上其实存在着分歧。在面向未来以及解决问题的时候，我们人类尽量采用简单常规的方式，以至于忽略了自己和其他动物的不同。诚然，这种区别主要体现在计划、移情、抽象思维和语言方面。人类做的很多事，对于其他动物来说简直是天方夜谭：我们发明了原子弹、普选权、小黄鸭和无神论（前提是有人相信神灵的存在）。我们是创造文明和文化的生物物种，我们是喜欢一探究竟、追根溯源的物种，我们也是等待戈多的物种。简而言之，到目前为止，我们应该是地球上最聪明的存在，当然了，这种说法听来未免有些尴尬。不过话说回来，我们和我们的大脑，究竟在哪些方面与众不同？先进和"自由"的思想，为何率先产生于人类的大脑？

在我看来，想象力是一个有机体。大脑的变化赋予了人类好奇心、社交能力、想象力、计划性和前瞻性。在之后的章节内，我将会进一步论述现代神经科学如何聚焦大脑网络中高度协调的零散活动，并尝试对其机制和原理做出解释。[6] 我们人类正是通过大脑皮质中活跃的巨大网络，获得了特有的自由思考能力，不必受环境的制约或限制。在思考的作用下，大脑在我们眼前创造出多样化的全新图景，从而将想象力具象化，变成一种可视的知觉形式。这种思维已经超越了物理环境。我们因为所见所感，而萌生出发掘探索的强烈欲望。这些独特的能力是我们成为人类的标志，也是本书的主题。

第 2 章

从昆虫到智人：
演化中的神经系统

我们甚至无法肯定其他人就一定拥有主观经验，更别说确定非人类的动物是否拥有主观经验了。但根据进化论的观点，我们似乎可以合理地假设，不同类型的意识已经随着它们依附的生物形式得到进化。那么，蜜蜂看见了什么？……飞蛾或海豚又听见了什么？

马克斯·威尔曼斯，2009 年

在马来西亚的热带地区，高耸入云的冰片树之间布满了一片片潮湿的河床，其中尤以瓜拉雪兰莪区附近最多。河床上生活着一种不起眼的发光甲虫，它们属于萤科的一种，人们称之为萤火虫。它们中间的大部分，一般在傍晚和夜间活动，当然也有一些喜好在白天活动。夜行性的萤火虫，在黄昏时分开始发光闪烁，而日行性的那些，则在白天的树荫下或密林中闪闪发光。萤火虫的光源来自其下腹部的发光器，当然了，论观赏性，肯定是黄昏和深夜时的效果最好。

在较为温暖的气候条件下，萤火虫的幼虫会在土壤或树皮下过冬，然后在春天发育成可以飞行的甲虫。萤科的另一些甲虫，会蜂拥在猎物的尸体表面，将虫卵植入其中，汲取养分，孵化成虫。马来西亚的河岸边，一年四季都能见到萤火虫。它们成群结队地行动，自发形成三维的荧光效果。这种现象被称为相位同步。马来西亚语中，萤火虫被称作 kelip-kelip，这应该是一个拟声词，描述的就是黄昏时分的河岸边铺天盖地的萤火虫一闪一闪的情景。

人们曾经认为，萤火虫的闪烁是它们对蟾蜍和蝙蝠等捕食者发出的警告信号，不过最近一段时期的研究表明，生物发光同样在甲虫的交配周期中起到一定的作用。它能够帮助彼此确定性别和存在范围。这意味着，这些甲虫的感觉器官和感官印象同样适配生物发光的特征。总而言之，生物发光是甲虫用来探索世界的导航工具。

现在，你不妨将自己设想成甲虫群体中的一员。你会像人类那样体验世界吗？你会对这些关系如此疏远的生物的感知或意识产生共鸣吗？对于解读这种跨物种的世纪难题，科学家曾无数次举证过其复杂性和不可知性。美国哲学家托马斯·内格尔在 20 世纪 70 年代曾发表过一篇名为《成为一只蝙蝠会是什么样》的文章，其中指出，我们人类永远不能彻底弄清楚身为一只蝙蝠是怎样的感觉。内格尔的意思是，除非变成蝙蝠（可能性几乎为零），否则我们不可能通过任何方式得到答案。蝙蝠有着非人类的感官，而这造就了属于它们自己的意识特征。它们通过超声波回声在环境中定位，辨识方向，这样的蝙蝠世界和人类世界完全不是同一个概念。当然了，相比于昆虫视角（即所谓的昆虫学）下的昆虫世界，或是飞鸟、乌龟眼中的世界，人类世界也是截然不同的存在。包括澳大利亚教授大卫·查尔默斯在内的现代哲学家，对于在意识体验方面跨越物种隔阂（或广义上的任何隔阂）的可能性并不抱有更为乐观的态度。其他动物眼中的世界究竟会是什么模样？[①] 对这一课题的探究尽管困难重重，但如果仅将其作为一项日常的哲学训练的话，还是颇有意义的。[7]

事实上，从事这一研究，你只需要坐在餐桌边就行了。苍蝇就是一个现成的例子。和萤火虫一样，家蝇的眼睛由大量单独的小眼组成，这种结构被称为复眼。复眼是一种非人类的感觉器官，相比于人类大脑，苍蝇大脑中处理视觉印象的神经元数量要少得多。一般来说，苍蝇的每一个小眼只有一个神经元。我们显然难以想象它们的生活。但如果有一天，我们能与苍蝇进行角色对调，甚至能参与创作苍蝇日记，[8] 或是能和其他昆虫、青蛙这种具备"简单"神经系统的动物互换位置，从内部体验它们对世界的印象，那么，我们就有理由期待异族情调般的全新体验。比如，昆虫的大脑应该不会对昆虫发出这样的信号：看，多美的

[①] 不过，对于其他动物或许有意识存在这一点，查尔默斯始终持开放的态度。如果答案是肯定的，他也乐于进一步发掘它们所拥有的是怎样的意识。

日出啊!

20 世纪时,科学家发现了许多不同种类的感觉器官,这些器官分别适应不同种类的生态环境。该领域的研究人员因此得出结论,认为必然存在着不同种类的感知动物世界,且很有可能,它们彼此之间互不相容。德裔爱沙尼亚生物学家雅各布·冯·于克斯屈尔(Jakob von Uexküll,1864—1944)将每一种动物的经验世界称为"生态环境"。对于昆虫、蝙蝠等生物来说,它们的经验世界和我们的大不相同,这一点毋庸置疑。但也有一些和人类亲缘关系较近的动物,比如其他灵长类动物、狗之类的,它们的经验世界似乎也不大一样。研究表明,狗鼻子里的嗅觉感受器可达 2 亿之多,大约是人类的 25 倍,这也为其超凡的嗅觉本领提供了前提条件。汽车行驶过程中,如果摇下车窗,人类所获得的往往是视觉和触觉体验,而狗可能会闻到沿途弥漫的大量气味。换句话说,生物所感受到的世界的不同,取决于其使用感官的不同。从这一层面说,感觉生理学的发展不仅为我们提供了关于感官的新知识,还拓宽了我们体验世界的洞察力。在动物世界中,颜色这类基本的元素,可能会造成巨大的差异。和其他所有感知一样,色觉是由神经系统的进化及其在生态位中的特化形成的一种属性。因此,不同生物体在适应生态环境的过程中,会产生迥然各异的颜色世界。

* * *

　　如果说，意识是我们进入外部世界的通行证，那么，色觉就是其生效机制的最好例证。大约 6 000 万年前，树栖的食虫类小型哺乳动物开始改变作息时间，在白天活跃起来，不再以较小的夜行性猎物为食，越来越多地选择以果实和树叶果腹，因此，它们对区分各种颜色的深浅也有了更高的感知要求。对于水果、植株和树叶来说，黄色、绿色、棕色和橙色相当于营养成分的不同代码。因此，早期哺乳动物产生出一种向高级色觉进化的驱动力。在我们的神经系统中，负责颜色感知的部分之所以应运而生，是为了适应在天空或日照背景下，能够观察到彩色的树叶、水果和植被。可以说，人类的视觉感知起源于树端的日行性生活——我们的祖先率先进化出辨别颜色光谱的能力，这种能力被沿用至今。随着这一过程的推进，我们的视网膜也在不断变化，目光也被向前方引导。

　　根据牛顿色板，人类的色觉有七种：红、橙、黄、绿、蓝、靛和紫，对于频率范围在 390 纳米至 750 纳米之间电磁辐射的光谱质量差异，色觉表现得格外敏感。这一电磁辐射频率范围包含了人眼和视觉系统可见的波长，从而产生了人类所定义的"彩虹般"的颜色。比如，范围在 600 纳米左右的光波大多被视为橙色，550 纳米左右的被视为绿色，400 纳米左右的被视为紫色。颜色需要依靠物体反射和吸收光的频率，但如果说物体本身以某种方式发出颜色，那可就大错特错了。对色彩的印象产生于大脑之中，确切说在后脑皮质的部分，即枕叶。我们环境中的物体所反射的光的波长范围也不是恒定不变的。我们看到的反射光，其实包含了各种光谱质量的混合。白天，室外光线变化较快，根据太阳光在空气中的角度、天气状况和阴影的不同，光线也有所不同。因此，一个物体的颜色如果直接由光的波长决定，那将变得难以识别。如果人类的视觉系统能具备分光光度计的功能（相当于一个波长读数器），我们就能清楚感觉到物体正在不断改变颜色。如果房间内同一位置的颜色会随日光明暗而变化，那么我们眼中的色彩世界将会成为一幅流动的蒙德里安粉彩画。曾有人试着描绘过这样一个不用人类大脑皮质来解释的、最为原始和本真且不断变化的色彩世界会是什么样子。这类插图让人联想到英国广播公司制作的纪录片《色觉探秘》中的模拟色彩世界，这个世界充满了动态而混乱的色彩，和我们所习惯看到的世界相去甚远。随着室外光线光谱的缓慢变化，同一样物体，在清晨时会偏向蓝色（短波长），到了傍晚日落时分，则会偏向红色（长波长）。空气越是浑浊，太阳和光线就显得越红。[①]

　　我们或多或少能感觉到，相比于光的这些特点，颜色更为恒定，也更受精神感知的影响。诚然，白天的光源主要是白色光谱中的太阳光，而傍晚的光线则以红色光谱为主，然而在我们感知的色彩世界中，白天的绿苹果（没准我们会买下来）和傍晚的绿

---

① 略讽刺的是，很多人觉得，最红（也最脏）的夕阳才是最美的。还有很多人发现，某些颜色（包括楸果和一些树叶的橘红色，还有普通树叶的亮绿色）在晴天看平平无奇，反倒在阴天里更显得强烈。

苹果，都属于同一种颜色。无论光线如何变化，我们对色彩的感知是不变的。尽管波长范围不同，但我们面对同一物体时所感知到的颜色基本相同。这种现象被称为颜色恒常性。之所以出现颜色恒常性这一结果，原因在于人类对颜色印象的处理区域集中在视网膜和视皮质中。[①] 对于视野中某一个区域和其他区域的光线区别，处理过程本身提供了进一步的比较。色彩感知力的强弱，直接关系到我们识别邻近区域之间反射光的系统性变化的能力，这种变化有助于我们根据背景对统一的物体进行区分。在我们所生活的环境中，人为的恒常性赋予了颜色意义，对有颜色的物体来说，包括对黄色、红色、绿色或绿松石色的结构来说，尤其如此。我们需要将世界看作一个整体，因此，视觉中的颜色恒常性有其存在的必要。此外，我们对颜色的感知同样与视觉注意力有关。

颜色恒定的人为稳定色彩固然存在，与之相反的情况同样存在：周围的反射物饱含彩色光线，而我们却浑然不觉。例如，物体在光线的投射下是会产生阴影的，尽管我们总觉得它们非黑即灰，但在现实中，影子的颜色丰富多彩。确切说，这是一种互补色：和原始颜色混合后，产生出包括灰色、白色和黑色在内的中性色彩。我们不妨再举一个例子：相比于其他颜色的花朵，黄昏时分的红花看着更为显黑。[9]阴影中丢失的颜色，以及我们在差

---

① 关于颜色恒常性的产生原理，其中一种理论是，我们大脑中的视皮质会自动排除掉所谓的照明物。

异较大的日光下感知到的恒定颜色，都表明了一点，即我们眼中世界的塑造者，其实是视网膜和感觉皮质的特定物种设计。

我的一位美国朋友是一名视觉科学家，在经过一系列有趣的讨论后，她关于视觉和颜色的想法，让我对神经学色彩理论产生了浓厚兴趣。可以这么说，颜色是人类大脑和宇宙相遇之处。[10]颜色也同时体现在大脑中好几个不同的地方。在我们的大脑皮质中，彩色视觉印象的处理主要集中在枕叶中被称为 V1 和 V4 的区域。V1 区也被称为初级视皮质，专门用于识别物体的基本感知特征，并且过滤掉视觉场景中的快速变化。V1 区包含大量直接响应光波长的神经元。从另一方面来说，一如大脑科学家塞米尔·泽基所阐明的那样，视觉区域 V4 中的一些神经元，会在色觉作用下被激活，却对波长毫无反应。这类神经细胞的存在，解释了为何人类对颜色的感知和光的波长没有直接联系。

基本上，环境中的颜色所受到的影响，既来自外部的物理因素，也来自内部的心理因素（和大脑的组织结构有关），许多杰出的思想家和哲学家对颜色表示出浓厚兴趣，原因或许正在于此。哲学家巴鲁赫·斯宾诺莎可能年轻时就写下了关于彩虹的第一篇哲学论文[11]。艾萨克·牛顿于 1704 年出版了《光学》，在这部颇具影响力的著作中，他论述了光的构成、光的色彩，以及白光在棱镜中的折射现象。而后来的作家中亦不乏对色彩物理学及其与人类感知的关系饶有兴趣的知名人物，其中有路德维希·维特根斯坦（他晚年所撰写的包括《论颜色》在内的一系列杂文，被认为是在致敬约翰·沃尔夫冈·冯·歌德于 1810 年出版的《色彩论》)、物理学家詹姆斯·克拉克·麦克斯韦、埃尔温·薛定谔，还有米切尔·费根鲍姆。

　　然而，一些关于人类色觉的有趣发现，却来自另一个截然不同的学术方向——人类学。人类学家布伦特·伯林（Brent Berlin）和保罗·凯（Paul Kay）曾对不同人类族群的语言进行了深入研究。通过广泛调查，他们发现，从世界范围来看，人类语言中形容颜色的词都有相似的层次结构。[12] 所有语言中一定会有区分深色和浅色的词（黑和白），至于其他颜色的命名，则由该语言中形容颜色的词的数量决定。按照出现频率来说，第三高频出现的颜色词一定是红色。第四高频出现的一般是绿色或黄色。而如果一种语言中同时拥有形容绿色和黄色的词，那么下一种出现的颜色词必然是蓝色，紧随其后出现的就是棕色。如此，人类语言中形容色彩的词以一种可预测的通行方式得以扩展，从而反映出人类色彩视觉中的生物编码。研究结果表明，我们的所见所闻，并不由我们使用的语言类别所决定，事实恰恰相反，人类的感知对语言类别起到了支配作用。不同语言对颜色范围的精确划分略有不同，但用于形容颜色的大致类别仍保持相对统一。总的来说，人类社会通用的基本颜色术语可分为以下十一种：黑色、白色、红色、绿色、蓝色、黄色、棕色、紫色、粉色、橙色和灰色。所有人类语言在表述色谱时，所使用的都是这些颜色的子类别或混合物，即人类视网膜和大脑所能感知到的颜色的反映。我们由此能够得出结论：地球上的任意两个人，无论在地理和文化上存在多大的距离，在面对同样的颜色图像时，看到的很可能是同一样东西。

人类在对丑陋的认知上同样存在某种普遍性。所谓的"单调深棕色"被公认为世界上最丑的颜色（潘通色卡序号 448C）。2012 年，澳大利亚政府规定本国所有香烟包装必须使用这种令人厌恶的棕色。（不妨猜猜，从那时起，澳大利亚国民的吸烟率是上升了还是降低了？）

* * *

地球上的有机体在色觉方面存在着广泛差异，所以，要想找到非人类色觉的例子，根本用不着联想到火星人那么遥远。事实上，我们人类的所见范围，甚至还不到整个光谱的百万分之一，因此，其他动物的色觉与我们有显著区别也就不足为奇。就拿蝮蛇来说，这些习惯昼伏夜出的蛇类，其下好几个亚种都能够通过头部两侧的颊窝感知到周围环境中的红外辐射，即热量。颊窝是一种半视觉的感温器官。响尾蛇和极北蝰等蛇类在狩猎时，能通过对热度的感知，捕获到移动中的温血动物。至于那幅场景是否真有电影中脑洞大开的动画效果，我们不得而知，但有一点可以肯定，发挥主导作用的，绝对是非人类感知世界里的非人类（所谓的多色差）感官。日行性鸟类、蜥蜴和乌龟等物种则能分辨出紫外线光谱的深浅。蓝山雀能通过头冠羽毛上紫外线颜色的深浅，来区分雌鸟和雄鸟。还有一些物种，能够探测到花朵和其他自然物体上的紫外线图案。这些图案是人类肉眼无法看见的。换言之，它们能看见非人类的颜色，至少是人类所见光范围外的光频。另一个有趣的例子是海龟，它们能通过天空中阳光的偏振作用进行导航。很多时候，昆虫的表现甚至更加极端。一些飞行类昆虫的颜色感觉器官和人类颜色感觉器官的基本分子结构迥然不同。人类的视网膜上有三种不同的颜色感受器，它们赋予了人类三色视觉。蝴蝶的视觉器官内存在五种对颜色敏感的感光器，使蝴蝶具备五色视觉。因此，蝴蝶在颜色辨识方面，拥有非人类的感知能力。它所见的范围，大大超越了人为定义的彩虹维度——很可能在植物学的感知世界中，蝴蝶有一套专属的色板。当然，最复杂的颜色感知系统非口足目动物的莫属。口足目俗称虾蛄，它们的眼睛里有多达12种的颜色感受器，能分辨出12种颜色和多种形式的偏振光。为了适应不同的紫外线变化，虾蛄的眼睛可以生成六重视觉影像。对于人类来说，它们的色彩世界实在难以想象和理解。不光动物，一些植物也具备对颜色敏感的感受器，从而在清晨时分舒展枝叶，并且完美地适应季节变化。这一现象是否可以被称为视觉感知，在学术界至今仍存在争议，但可以肯定的是，许多植物对光有一种复杂的敏感性。比如一种名为拟南芥的小型杂草，拥有多达11种不同的光感受器。这些事实告诉我们，人类的感知绝不能作为生物界感知的衡量标准。其他生物体有其独特的进化历史和特异性，因此感官适应性也各有不同。这也进一步体现了世界的多样化。

＊ ＊ ＊

　　有观点认为，包括哺乳动物在内的大部分动物，对其生活的环境缺乏有意识的印象。但因为缺乏证据，这一观点显然站不住脚。况且，神经科学家已经证实，人类创造意识体验的基本结构，比如脑干和丘脑（大脑的中枢）中保持清醒和调节注意力的部位，以及控制情绪反应的结构，在其他哺乳动物中呈现出惊人的相似性。但从另一方面来说，不同哺乳动物所感受到的意识似乎有所不同。相比于人类，许多动物对环境的了解似乎更为透彻，尤其是那些和人类亲缘关系较远的动物。

　　研究动物行为（也就是所谓的动物行为学）的科学家在动物界广泛注意到一种所谓的自动症（automatism）现象。自动症是一种天生的运动反应，在同一物种的成员身上表现一致。一旦自然环境中具备了所谓的关键属性，自动症往往就会出现。诺贝尔奖获得者、荷兰动物行为学家尼科·廷伯根（Niko Tinbergen，1907—1988）从一只麻雀身上找到了典型例证。由于鸟巢不幸从枝头坠落，这只麻雀失去了所有刚孵化出的雏鸟。廷伯根注意到，不幸发生后，麻雀经常在池塘边停留很久。事实证明，为了填补不再哺育雏鸟的空白，麻雀开始喂食池塘里的小鲤鱼。小鲤鱼一上一下地浮出水面，张开嘴巴，和雏鸟伸长脖子嗷嗷待哺的模样极为相似，因此激发了麻雀哺育、喂食的刻板行为。

　　很显然，麻雀的大脑中天生就存在神经回路，而且这些神经回路像编码一样，被设定成固定的反应模式：看！有东西在动，嘴巴还一张一合。肯定是一只嗷嗷待哺的麻雀雏鸟。快喂它！廷伯根将动物大脑中的这些假想区域称为本能中心。麻雀会自动对典型的视觉印象做出反应，这种视觉印象的要点在于足够相似的泛化特征。廷伯根所观察到的那只麻雀，就这样孜孜不倦地为小鲤鱼提供食物，一连持续数周之久。不可否认，麻雀的这种行为慷慨而友好——但似乎缺乏真正的计划性。事实上，麻雀对周围的环境（或是对麻雀雏鸟的丧失）似乎处于懵懂无知的状态。那一张张小嘴背后的主人究竟是谁，对它而言并无所谓。

廷伯根的这次发现获得了开创性成果。他很快就意识到，其他物种似乎并没有"高级"到哪里去。以青蛙和蟾蜍的一些亚种为例，一旦它们视野中出现黑暗的、以特定方式移动的小型物体，它们的舌头会立刻弹射出去，这同样是一种无意识的自动症。研究表明，让青蛙和蟾蜍做出反应的关键在于物体在视网膜上所产生轮廓的突然移动。这种移动触发了它们大脑中"顶盖"区域的神经元活动。顶盖中的神经元以特殊方式连接在一起，构成它们专属的昆虫探测器。顶盖与生俱来的组织结构意味着，无论面对自主移动的飞虫还是人为旋转的小方块，青蛙都会做出同样的反应。所有的青蛙都会伸出舌头捕捉苍蝇，同时也会捕捉小方块。[13] 这些充满挑衅的研究似乎给人一种感觉：青蛙和鸟类的世界被孤立的细节打上了烙印。我们当然可以一笑了之——但它们真正缺乏的，其实是对环境（和环境中生物）的宏观理解。换言之，它们欠缺计划性。在美国的阿拉斯加、蒙大拿等州，人们曾观察到（并且有照片为证），一些驼鹿会将驼鹿的金属雕像误认为活生生的同类，甚至试图与这些银光锃亮的驼鹿雕像（甚至野牛雕像）交配，有些时候这种行为还会持续数小时之久。对于昆虫、两栖动物、鸟类以及驼鹿来说，尽管它们拥有多维的感知能力，但它们对周遭情况的理解能力似乎又比较弱。

* * *

人类和其他动物的一个区别似乎在于，我们对于视野之外的东西有很多思考。这些东西间接存在于我们的生活中，我们只能循着蛛丝马迹发现其端倪，而我们所采取的是一种自发性的、严谨缜密的思考方式，并且善于进行假设和推测。而像青蛙或鸟类这样的动物，或者退一步说，以智商较高的非人灵长类动物或海豚为例吧，在周遭环境中缺乏与之相应的东西时，它们是否也能想象出缺席的家庭成员的模样，或者憧憬某个遥远的地方呢？很多迹象表明，这是人类独有的能力。比如对于目光不能及的东西，非人灵长类动物的理解似乎颇受局限。科学家观察到的一个佐证是，非人灵长类动物理解因果的能力似乎比人类弱很多，如果因果之间相隔一定的时间或距离，或是原因与结果并不同时在场，非人灵长类动物理解起来就更困难。

杰出的灵长类动物学家多萝西·切尼（Dorothy Cheney）和罗伯特·赛法特（Robert Seyfarth）以长尾猴为对象，进行了一系列的经典实验。二人想要搞清楚，对于生活环境中各种现象的原因，特别是稀松平常却并不直观的那些，长尾猴是否能够理解。其中一项实验是模仿沙洲上蟒蛇出没的情境，科研人员在长尾猴的必经之地构建了大量以假乱真的蟒蛇的痕迹。在正常情况下，一旦发现蟒蛇，长尾猴会立刻发出警告，告诉同伴天敌的存在。而在切尼和赛法特构建的情境中，由于蟒蛇痕迹所引发的视觉印象只是蟒蛇在自然环境中造成的间接效果，长尾猴表现出全然不同的反应。蟒蛇的痕迹丝毫没有引起它们的警惕。事实上，一大群长尾猴直接从痕迹旁边经过，完全没有出现任何不安或警醒。总而言之，长尾猴在思维里似乎并没有将蟒蛇的痕迹和关于蟒蛇的记忆关联起来。对间接原因缺乏理解的另一有力证据是挂在树上的猎物尸体。在长尾猴生活的自然环境中，只有豹子才会将吃剩的猎物留在树上。虽然豹子也是长尾猴的天敌之一，但长尾猴似乎对留在树上的猎物残骸无动于衷。诚然，非人灵长类动物能够表现出一定的创造力，并且在面对困难时，自发地寻求解决方案，但鲜有证据表明，它们能够规划未来，以及思考那些不在眼前的事物。一只非人灵长类动物坐在地上，思考地球另一端的灵长类动物在做什么，这样的场景恐怕是天方夜谭。一如其他动物，非人灵长类动物的行为受到此时此地的支配。在它们的世界里，"看不见"往往和"不存在"直接画上等号。

* * *

卡尔·冯·林奈非常谦虚地将我们人类命名为智人。正如以色列历史学家尤瓦尔·赫拉利在其超级畅销书《人类简史》里所指出的那样，我们人类也已经习惯于把自己当作唯一的人类。在过去的1万年里，我们是地球上唯一存在的人类物种，我们因此也习惯了这种唯我独尊的思考方式。然而，用赫拉利的话来说，我们人类在认为自己是动物世界中自成一类的物种且认为动物世界不存在我们的祖先或近亲时，就大错特错了。人属——我们定义的人类——已经存在了大约250万年。相比于我们智人在地球上的短暂存在，这一时间跨度显然大了许多。这漫长的250万年间曾经出现过大量不同的人类物种，如果一一列出，绝对可以装订成厚厚一册书。其中一些人类物种的特征与现代人类非常相似，另一些则更像猿人。还有一些得以存活至距离现在非常近的时期。但是总体来说，很少有人类物种在周围环境中显得极其突出。

人类是由现已灭绝的南方古猿进化而来的。南方古猿这个词，揭示出了人类的发源地——非洲。大约200万年前，一些早期人类从原先生活的非洲聚居点，迁移到欧洲和亚洲的部分地区定居。成千上万年后，生活在非洲和欧亚大陆不同地方的人类，陆续进化成了不同的物种。冰期的欧洲和亚洲西部进化出了适应当地气候的尼安德特人。名为直立人的分支则广泛存在于亚洲东部，生活了大约200万年之久，甚至在二三十万年前，智人出现在非洲大陆之后，直立人仍未消失。[14] 事实上，正如赫拉利所述，10万年前的地球上，至少有六个不同的人类物种同时存在。除了尼安德特人和我们自己之外，还有丹尼索瓦人、直立人、梭罗人、佛罗里斯人。佛罗里斯人长期生活在岛上，身高约1米，体重在 25 千克左右，因此又被称为霍比特人。

现代人类，即智人，是在过去二三十万年间，由早期人类物种进化而来的。这意味着，我们智人已经拥有超过一万代的历史了。虽然相比于其他物种，我们还是地球上的新面孔，但在动物界，我们也有活跃的亲属。和我们亲缘关系最近的是多姿多彩的猿类大家族。该家族成员包括大猩猩、红毛猩猩以及黑猩猩属下的黑猩猩和倭黑猩猩。倭黑猩猩曾被称为侏儒黑猩猩，但这其实是一个误会，倭黑猩猩的个头并不亚于黑猩猩。我们和猿类家族的所有成员都关系密切，因此，我们的大脑和它们的大脑也必然存在千丝万缕的联系。

不同于现代人类，地球上最早的人类物种相对保守。在几十万年的时间里，这些人类物种的行为方式都没有发生显著改变。他们用木头和石头制造出简单的工具，进行狩猎；其中一些物种进化出使用火的能力，但生火的技术几乎没有任何改变。在直立人存在于地球上的 200 万年间，其行为和使用石器的本领始终在原地踏步，几乎没有任何拓展。对于智人来说，这是一种难以想象的停滞，尤其是在我们已经习惯了现代的快节奏进步的情况下。在短短几代人的时间里，我们智人创造出大量技术，大幅改善了生活方式。而在作为狩猎采集者的漫长时间里，我们却处于相当保守的状态，直到 1 万年前。

考古人员在如今的以色列发现了 14 万年前至 18 万年前早期智人生活的痕迹，而他们在非洲大陆的存在，可以追溯到更早以前。早期智人向北可能迁徙到了希腊的洞穴那么远的地方。而我们更为确定的是，在大约 6 万年前，智人已从东非地区向阿拉伯半岛和地中海东部迁徙。不同于其他的史前移民，他们不仅具备极大的灵活性，而且在新环境中表现出极强的适应能力。非洲外的第一批现代智人种群迅速蔓延到整个欧亚大陆。学界一致推测，我们在竞争中战胜并逐步取代了该地区的原住民。有证据表明，在非洲以外的地区，智人在和其他人类物种共存期间，曾和他们有过交往和性行为——或许源自本能的吸引力。瑞典遗传学家斯万特·帕博（Svante Pääbo）和他在莱比锡马克斯·普朗克进化人类学研究所的同事一起，利用先进的 DNA（脱氧核糖核酸）技术（从已经灭绝的尼安德特人身上提取出遗传物质）证明，来自中东和欧洲的现代人基因构成中有 1% 到 3% 来自尼安德特人的遗传[①]。在大多数具有这种种族背景的人中，这一比例约为 2%。在地球上的某些地方，我们很可能和尼安德特人共存了成千上万年之久。某些古代智人遗骸的基因构成表明，这些个体的祖先仅仅几代之前还是尼安德特人。所有这些证据表明，智人和尼安德特人一定有过性行为，很可能还具有规律性（至于自愿与否，我们不得而知），并且繁衍了体格强健的后代，这些后代得以在当时的社会中存活下来。早期人类学曾认为，尼安德特人是人类进化树中已经灭绝的野蛮人的分支，但其实不然。他们猎杀海豹，有时还捕获犀牛，并且形成自己的文化。他们很可能已经

_____

① 帕博因为这些已灭绝古人类基因组和人类进化领域的研究发现获 2022 年诺贝尔生理学或医学奖。——编者注

会将产生青霉素的菌类当作药物食用。他们制作珠宝首饰，用黑色羽毛装扮自己（或许出于某种仪式的目的），一些考古发现还表明他们已经有了埋葬死者的习惯。

后来，科学家从俄罗斯的丹尼索瓦人身上提取到的 DNA 显示出，丹尼索瓦人和现代美拉尼西亚人以及澳大利亚原住民共享多达 6% 的遗传物质。这也表明，早期人属物种之间更多是一种共存，甚至融合的关系。

对于类似"你在多大程度上是尼安德特人"这样的问题，商业化的基因测试已经能给出答案，并渐渐成为时兴的潮流，但从科学角度来说，遗传系统的研究同样不乏趣味。留存在我们体内的尼安德特人基因已经渗透到各个方面，从敏感的嗅觉和皮肤生物特征，到免疫系统的运作（被激活后表现出更强的反应），无处不在。我们自己的祖先和其他人属物种产生交集当然也会带来一定的风险。作为跨物种史前性行为的结果，人属物种之间的繁衍生息，很可能导致了当代人群中的基因差异。这种杂交，特别是对其意义的误解，极有可能让人类的凝聚力再度受损。

然而到了大约 1.2 万年前，地球上就只剩下一个人属物种了。[①] 想必你对他已经相当熟悉和了解，他的名字就是智人。而我们成为地球上仅剩的直立行走的生物，极有可能揭示了一个令

---

① 除了智人外，幸存最久的史前人类应该是佛罗里斯人。他们长期居住在印度尼西亚与世隔绝的小岛上。根据该地区的民间传说，佛罗里斯人很可能有一种类似鸟鸣的语言。

人尴尬的事实。① 考古学证据表明，智人到达的大多数地方，其他人属物种都迅速地陆续消失。根据一种似乎合理的理论，在争夺有限资源的斗争中，我们纯粹是通过先进的技术和社会组织结构，将原住民逼向了灭绝的末路。我们在地球上的进步，也带来了一些历史上的重大生态灾难。可以说，智人的足迹后面，留下的是大量灭绝的植物群和动物群。我们所代表的特定猿类——智人，比其他动物更为机智和狡猾。我们开创了一项新的技能：携带工具长途跋涉。这意味着，对于利用工具所能实现的目标，我们脑海中是有规划出图景的。在早期的迁徙过程中，我们发明了包括狩猎陷阱、弓箭、穿透皮毛的缝衣针等在内的一系列工具，从而成功征服了猿类从未征服过的地区。从未有一个物种像智人这样，将器物做得如此复杂，在短短一代人里不可能重新发明出来，只能通过教育代代传授下去。[15] 智人的成功意味着人口增长和区域扩张。我们的祖先征服了西伯利亚，并在那里建立起长期的猛犸象狩猎文化。大约 6 万年前，我们的祖先首次远渡重洋——跨越了东南亚的印度洋，并且在附近的安达曼群岛定居，继而登陆了澳大利亚。我们的祖先开始远航的时候，就像看到了大洋彼岸不在眼前的陆地那样。后来智人成为率先登上遥远的北美洲和南美洲大陆的人类物种，并在此定居。

关于生活在非洲和欧亚大陆洞穴中的智人，绘制图画是他们另一个显著的特点。在欧洲、亚洲和非洲的早期智人定居点内，

---

① 尤瓦尔·赫拉利在《人类简史》中详细探讨了这一可能性。

考古学家发现了大量岩画，绘画对象包括跳羚、剑羚、斑马和大象。这种视觉文化不同于任何动物遗迹（无论是存在至今的动物还是那些已经灭绝的物种）。我们似乎越来越善于想象和虚构。留存至今历史最久远的物品和岩画，足以被视为人类的艺术品，是我们祖先在3万年前到7万年前制作和创造的。我们的文化、技术，或许还有思维方式，都在那段时期得到迅速发展。与此同时，最早的宗教也开始初现端倪。这就是通常所说的智人认知革命（也被称为"大跃进"）。从许多层面上看，这都是人类历史的起点，而在此之前只有野生动物和自然的历史。

思考未来和思考不在眼前的事物（或许还有口头语言）可能是我们智人作为一个物种早就拥有的能力。[16] 但它们仍是我们人类最为显著和独有的特点。现代人类可以展望将来，畅想远方，从而完美展现出感性和理性的罕有结合。在制造物体时，我们不仅会考虑其内部构造，还会顾及想象中的实际用途。我们会在精神上时空旅行，不仅会回忆过往，也会憧憬未来。[17] 这是一种强有力的思维模式，促使我们对周遭事物背后看不见的原因做出新的解释。我指的并不仅仅是分子生物学或量子力学这类高深理论，还有一些日常所见，比如，谁把牛奶盒放在了外面。

这种现象极其普遍，因此与其说我们是智人，不如说我们是幻人——精于想象和幻想的人。正如亚里士多德所阐述的那样，我们也是想要拥有记忆的动物。人类的记忆能力和认知能力代表了地球生命进化中本质性的新突破。正因具备这样的思维模式，我们在很短的时间内就占据了食物链的顶端。尽管从生理角度看，智人属于弱小的灵长类动物，但这并不妨碍我们征服世界。我们的意识，及其所代表的内心语言，是我们塑造形象思维和前瞻性视野的基础，也是人类在和其他动物的竞争中获得巨大优势的前提。我们利用这些优势穿越五洲四海，足迹遍布世界。简而言之，我们是没有毛发，不够强壮，但非常善于思考未来的猿类。

第 3 章

我们的大脑：
1 千克的小宇宙

生物学赐予你一个大脑，生活将它变成一种思想。

杰弗里·尤金尼德斯

在我们的进化史中，人类曾一度几近灭绝。大约 6 600 万年前的一天，一颗巨大的小行星撞击了现在墨西哥尤卡坦半岛的海岸，将整个地球的大气层变成了一团混杂了灰烬和岩石化成的气体的炽热烟雾，场面极其惨烈。科学家普遍认可的一个理论是，该事件导致了恐龙以及大多数其他动物的灭绝。我们的哺乳动物祖先也差点没能幸存下来。不过，随着恐龙的灭绝，小型哺乳动物开始蓬勃发展。属于它们的时代正在到来。而新的大脑种类也应运而生。

未来学家雷·库兹韦尔（Ray Kurzweil）在最近的一次 TED 演讲中指出，在我们的哺乳动物祖先中，一个原本只有邮票大小的脑组织包裹在了核桃大小的大脑之外，成了决定人类命运的关键。我们称之为新皮质。大约 2 亿年前，在我们的祖先还是早期哺乳动物的时候，新皮质就已经开始进化和发展。新皮质是大脑皮质的新部分，由六层细胞构成。如今，人类在进行高级思考和象征性思考时，虽然需要调动整个大脑，但仍以新皮质的运作为主。换言之，新皮质的存在，使我们能够抽象思考、制订计划、展开幻想、进行反思，并且根据当下的生活环境做出适应和调整。了解人类大脑和其他动物大脑的区别，有助于我们揭开一个奥秘：新皮质和人类大脑中其他部分如何通力协作，完成这些看似不可能完成的任务？在接下来的篇幅内，我会就这一问题展开进一步讨论。人类的先进思维，为何只存在于我们的进化分支中，而没有在其他动物身上体现出来？比如，这种思维为何没有在大白鲨或熊身上进化出来？

* * *

打个简单的比方，我们不妨将人脑看作一团脂肪，重量大概在 1 千克多一点，且具备先进的电化学特性。它看上去无足轻重。但其实，你所有的印象都是在大脑之中形成的，其中很多作为经验被永久地烙印在大脑之中。人脑的平均重量为 1 350 克，在整个动物界来说相当之大。相对于人类的身体尺寸，我们的大脑，尤其是新皮质，所占的比例也相当可观。就大多数哺乳动物的头部而言，专门用于摄取食物的部分体积比大脑体积要大，而人类的情况恰恰相反，大脑在整个头部所占的比例要高出很多。在体型相当的情况下，人类大脑的体积是其他哺乳动物大脑体积的五倍到六倍。[18] 到了成年，人类大脑中神经元的数量能达到近 1 000 亿个，不夸张地说，多于任何一种身体组织结构中神经元的数量。[①] 无数个神经元之间广泛的网状连接，不仅让整体结构变得更为错综复杂，也增加了我们探索和理解的难度。平均来说，人类大脑皮质中的每一个神经元都会连接大约 7 000 个其他的神经元。[19] 而这些不可思议的奇妙交流，就发生在神经元之间的接触点，即突触之间。

　　尽管大脑的重量只占人体体重的 2%，但在静止状态下，大脑消耗的氧气则占到身体全部耗氧量的 20%，同时，人体在大脑中所投入的能量，依然不超过 20 瓦。然而，成年人和婴幼儿的大脑之间存在显著的区别。相比于成年人的大脑，婴幼儿大脑的神经元分布更为密集，彼此的相互连接也更多。在孕早期，胎儿的大脑中每分钟都会形成约 25 万个新的神经元。神经细胞诞生于一个名叫脑室区的区域。这一过程需要调动约一半的基因，其复杂性可见一斑。2 岁幼童大脑里所包含的突触数量是成年人大脑的两倍，消耗的能量是成年人大脑的两倍多，有时甚至会消耗掉身体 60% 的能量。然而 2 岁之后，其中的很多神经元连接开始消失，剩下的也都根据固定模式进行微调。究其原因，一是遗传，二是

---

① 人脑中的神经元数量和银河系中的恒星数量差不多。相比于右脑，神经元数量在左脑中所占的比例要略高一些。大脑皮质中大约 80% 的神经元处于激活状态，剩余 20% 处于抑制状态。

大脑中的电激活现象。儿童从和世界的互动中吸收印象和联系，以此为途径（还通过一些自发性活动），儿童的大脑得以最终形成。可以说，在某些关键的时间节点，大脑的结构必定要发生改变。最终，大脑中神经元的连接变少，但架构方式更为合理，更具功能性。孩子大脑的激活遵循某个既定的精确模式。那感觉就好像一名隐形的雕塑家娴熟地从木块中雕塑出栩栩如生的形象。

* * *

在身体的所有器官中，大脑是最为复杂的。所以，大脑的再生能力较差，受伤后的自我重建能力较弱。人类的肝脏在被切除了三分之二后仍然可以重新生长和恢复，然而这样的再造现象在大脑中却几乎不存在。长期以来，科学界都怀有一个刻板印象：大脑是缺乏再生能力的。幸运的是，这一印象并不正确。抛开规模不谈，大脑中的某些部分其实一直在发育生长。20世纪 90 年代和 21 世纪初，包括费尔南多·诺特博姆（Fernando Nottebohm）、乔纳斯·弗里森（Jonas Frisén）在内的一些科学家对此有了突破性的发现，这些发现清楚地表明，成年人大脑中的神经元具备再生能力。[1] 这种发生在成人大脑内的神经元新生，曾被认为是天方夜谭。成人大脑中，神经元的再生发生在海马等区域，海马的结构对记忆至关重要。新的神经元——甚至包括连

---

[1]　更早的时候，美国科学家约瑟夫·奥尔特曼曾提出这一假设。

接神经元的新的突触——的产生，给成年人大脑带来了适应性，换言之，人类的大脑具备相当的可塑性，无论是儿童还是成人，大脑中的结构都在发生变化。人类大脑中的许多基因，完全依靠神经元活动激活，这意味着，在我们体验和思考的过程中，大脑网络也在不断变化，大脑中的绝大部分会持续生长，且具备再生功能，这一点和我们的肌肉类似。人类大脑还具有另一个特点：大脑成熟之前的发育阶段很长，这在动物界中是不寻常的。大脑中的某些部分，比如所谓的前额叶皮质，在我们成年后仍未能发育成熟。因此也就不难理解，我们为何更容易学习，以及，相比于其他动物，我们用来玩耍和探索的童年时期为何分外漫长。童年成为一扇打开的窗户，供我们学习日后能够娴熟运用的技巧和知识。然而事实上，神经元之间的网状连接，在我们一生中都会发生变化，一如自组织的过程中，印象、经验和思想所产生的影响也并非一成不变。[20]

* * *

纵观整个动物界，尽管人类大脑毫无疑问属于大块头的范畴，但就绝对值来看，它并不是最大的。例如，鲸鱼和大象的大脑就比人类大脑要大。在现今所有存活的动物物种中，抹香鲸的大脑质量当数第一。成年雄性的抹香鲸，大脑平均重达 7.8 千克。简单来说，每条抹香鲸大脑的质量，大约和六个成年人大脑的质量相当。那么问题来了，鲸鱼拥有如此之大的大脑，意义何在？相比于其他某些动物，人类大脑在质量上并不占优势，但为何人类的思维是最先进、最占优势的？退一步说，我们知道自己拥有先进的思想吗？诚然，大象和鲸鱼拥有相当的智慧，然而它们大脑体积的硕大，同样表明了一个不容忽视的问题，即绝对脑容量并不能作为衡量先进思维的绝对标准。从动物行为学的角度来看，并没有证据表明，鲸鱼有绝对把握将自己和其他海洋哺乳动物区分开来或者胜出它们一筹。当然，值得注意的是，迄今为止，还没有任何非鲸鱼物种能够成功地和鲸鱼进行交流沟通（当然有些胆大的曾经尝试过！）。一些海洋生物的寿命极其长，比如格陵兰睡鲨甚至能活到400多岁。如果能听它们讲述这辈子的经历，想必十分有趣。可是话说回来，鲸鱼的智商是人类的六倍吗？倒也不尽然。鲸鱼大脑的神经元密度远低于人类大脑。而且就脑容量和身体的比例来说，鲸鱼大脑的体积倒也符合我们的预期，而人类的脑容量却出乎我们的意料。[21]

如此说来，人类大脑的独特性或许和尺寸无关。在许多方面，我们的大脑和其他哺乳动物的大脑都非常相似：通常有感觉区和运动区之分。感觉区（负责对感觉输入的处理）位于大脑后部，在中央沟后面，分布于顶叶、颞叶和枕叶之中。而负责计划和执行动作的运动区则位于额叶，在中央沟之前[①]。

人类大脑的特点主要体现在新皮质——大脑表面最新进化出

---

① 不过，我们很早就知道，大脑运动区和感觉区之间的划分并不严格。人类大脑中一部分的感觉皮质有助于运动的完成，而一部分的运动皮质也有助于印象的体验。这一现象在其他动物身上也能见到。

三种哺乳动物的大脑侧视图：A 树鼩　B 狐猴　C 智人

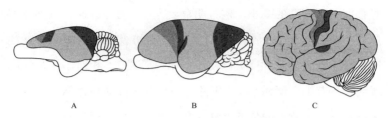

深灰色区域是初级感觉区和运动区，负责某种感觉模式或运动功能。浅灰色区域是次级联合区，它们在人脑中占据了非常大的面积

的覆盖层上。新皮质仅存于哺乳动物的大脑之中，被科学家视为进化的巅峰：一顶"创造皇冠"。有两类哺乳动物的新皮质非常发达：海豚和猿类。几乎所有猿类的大脑中，新皮质的构造都很精巧，和其他动物相比，猿类的新皮质有大量褶皱。然而这些褶皱的增长速率并不一致。相比于其他哺乳动物，这一点导致猿类，直至后来的人类，在新皮质中进化发展出更多区域。扩张现象主要发生在大脑中所谓的联合区（额叶、顶叶和颞叶）。这些都是在整合层面处理感觉冲动的区域。联合区不同于直接处理感觉信息的区域以及直接从感觉器官接收信息的区域，必须从大脑的其他区域接收信息。新皮质中这些区域的扩张，使得大脑开始具备猿类特有的结构。人类大脑可以说是猿类大脑的一个极端例子。[22] 我们的大脑皮质是黑猩猩大脑皮质的四倍，而扩张主要发生在联合区。[23] 举例来说，人类大脑前部被称为前额叶皮质的部分显著扩张。相比于其他猿类，前额叶皮质前端的区域（被称为

第 10 区）面积增加了一倍多。[24] 而人脑的整个颞叶，包括几个联合区，所占据的体积比例也明显要大。[25] 另一方面，人类大脑皮质中处理视觉、听觉、触觉和味觉的初级区域（即初级感觉区，处于感觉冲动到达大脑皮质的第一阶段），相对于扩张的区域而言，范围有所缩小。[26] 因此，我们并不能简单概括说，人类大脑就是一个放大的猿类大脑。

从人类大脑中联合区域的大小和强度来看，我们可以得出这

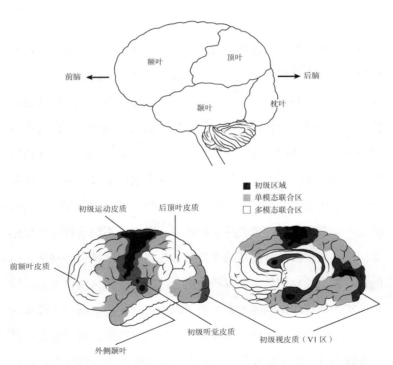

感觉器官产生的冲动在大脑中遵循固定的处理链，从初级感觉区到单模态联合区，然后是多模态联合区和边缘系统

　想象力：大脑如何让我们脱颖而出

样的结论：这些联合区域的存在必然有着特别的意义。对于人类这一物种所特有的能力，它们一定起到了至关重要的作用。这么大面积区域的实际作用，在很长一段时间里都不为人所知。举例来说，有些人大脑中的联合区域受到了伤害，但他们在行动和说话时似乎毫无障碍。不过在 20 世纪，随着科学研究的发展，联合区域对人类的重要性已经逐渐变得明晰起来。

* * *

我们不妨将大脑想象成一个结构复杂的社会，一如社会中每个成员都不可能完成所有任务，我们的大脑也有明确的分工。在大脑的初级感觉区，外部环境或身体各个方面都得到了直接的反映。这些区域是大脑皮质从感官获得信息的第一个接收者，由于感觉器官的直接作用，它们反馈出的是一种原始数据。这些区域包含了各种信息图谱：皮肤的表面感觉、听觉的声频频率、视野中的形状和对比度等等。这种反映初级感觉的图谱，在其他动物大脑中也能找到类似的例子，而且特定的物种也会拥有某种典型的图谱（比如人类、老鼠、狐狸、鸭嘴兽，这些物种大脑中的图谱各不相同）。在人类大脑皮质中，获取视觉的初级区域就是初级视皮质，这个区域也被称为 V1 区，位于枕叶。而获取触觉、听觉和味觉的初级区域在顶叶和颞叶内侧。视觉的初级区域，即 V1 区，包含一张视网膜图，这意味着单个神经元能够独立接收来自视网膜微小部分的信号。因此，这一层面上并不存在对人脸、物体或类似对象的识别。然而，V1区中的大量神经元共同产生了一个针对环境的高分辨率影像——对环境的表征。其内容也会随着对比度、边界、颜色，以及视野移动等各个方面的变化而改变。如此一来，所有初级感觉区所包含的神经元就得以从感觉器官独立的小片区域接收信息，并处理初级感觉信息。它们是通往大脑皮质的重要入口。触觉、听觉和味觉主要作用在顶叶和内侧颞叶。这些区域通过瞬间激活（当然也有持续作用的特例），创造了外部世界不同维度的镜像。初级区域正是以这种方式反映出我们周遭世界的变化。我们因此能够自动获得动态效果的嗅觉、视觉等感觉。

* * *

信息处理进入下一阶段后，单模态联合区能够对来自不同感官的信息分别进行解释。包括视觉、听觉和触觉在内的各种感觉，都在单模态联合区内有对应的区域。在典型情况下，这些区域会将各个部分组合成更容易辨识的对象，从而将来自感官的不同信息整合起来。由于我们大脑中有多达三分之一的面积实际上以某种方式致力于视觉的实现，所以单就视觉而言，其对应的区域可谓数量众多。其中有些区域是承担专门任务的大脑网络的一部分，这些任务包括识别人脸、植物或者可以拿来当作工具的物体。[27]

＊ ＊ ＊

多模态联合区处理来自所有感官的信息，因此起到一个统筹的作用。多模态联合区将我们的感知组合成有意义的整体，此外，还支配着一系列行为，包括社会互动（比如，了解哪些言谈举止是被社会接受和认可的）、个性表现、自我反省和克制、道德约束、抽象思维的形成、制订计划、学习探索，以及语言发展。因此，当人脑中多模态联合区受到损伤时，这些能力都会或多或少受到影响，对未来进行规划的能力也会受限。科学研究已经很清楚地证实，我们整个人类的思维都受到这些领域的制约。从另一方面来说，大脑的多模态联合区并不能作为文字、概念、记忆、图像等对象的储存区域。恰恰相反，这些信息广泛存储在大脑皮质的宏大网络之中（包括颞叶和顶叶中）。每个联合区在处理时都有不同的侧重点，比如额叶负责决策、注意力、计划和判断，并在我们的思维中保留工作记忆。位于额叶前部的第 10区，对于计划、学习规则、灵活性、抽象思维、反思以及梳理从周围环境中感知到的信息内容，都起到至关重要的作用。颞叶的联合区帮我们对物体建立起一个抽象的概念，并且有助于我们对语言的理解。顶叶的联合区在我们对空间的感知，以及社会共鸣的产生和计算能力的培养方面均有帮助。

可以说，多模态联合区提供了前提条件，使得视觉、嗅觉、听觉和触觉等能够在我们的思维中联合成一个整体。我们不妨把这个过程想象为阅读信件。如果说单模态联合区的任务是确认信件的存在，并识别信件中的文字，那么多模态联合区的功能则在于阅读和理解信中所写的内容，感受纸张的粗糙程度，并且帮助我们将信中的内容和对写信人的印象联系起来。

随着时间的推移，大脑皮质这些反射性的大块区域，也会随着生活的经历发生翻天覆地的变化，这种变化甚至在成年之后仍未停止。正因如此，它们在不同人大脑中表现出不同的形态。哪怕在我们休息的时候，它们仍是大脑皮质中最活跃的部分，而我们专注于外部环境时，它们的活跃程度倒并不突出。[28] 阿尔茨海默病所影响的大脑皮质区域内，神经元缓慢地死亡，此外，阿尔茨海默病也影响了和记忆有关的脑部结构（尤其是海马），最终造成人格改变。衰老这一过程本身就已经会导致大脑皮质相应部位的萎缩。在无法控制的高强度压力下，我们的大脑会在联合区释放高浓度的去甲肾上腺素和多巴胺。大脑中充斥着皮质醇和别孕烷醇酮等激素。这些激素会引起化学反应，抑制神经元活动。如果相同的化学物质长期存在，神经元的分支——树突——会逐渐萎缩。而在压力较大的情况下，神经元的活动反而会在初级感觉皮质（比如初级视皮质），以及投射压力和情绪的核团（比如杏仁核和新皮质下面的基底神经节）中得到上调，迫使我们将注意力从思考反省转移到感官处理上。我们因此很难通过深思熟虑做出决定。从许多方面来说，长期的慢性压力会大幅降低我们大脑的现代性。而精神层面的高级功能也随之减弱，使我们的言谈举止回归更原始的状态。这一经历想必会让很多人产生共鸣。

* * *

在 600 万年前到 750 万年前，人类从其他大型猿类（其中有些已经能直立行走）中进化出来后，开始发展出一种不同寻常的思维方式。相比于黑猩猩和倭黑猩猩分化成为两个不同物种的历史，600 万年前到 750 万年前的时间跨度只是略长而已。刚果河的形成将黑猩猩和倭黑猩猩在物种上区分开来，也将今天的黑猩猩和倭黑猩猩的祖先的属地划分为两个相对独立的地理区域。科学家于 2005 年首次完成对黑猩猩全部基因构成——它的基因组——的测序工作。[29] 结果证明，人类和黑猩猩之间的差异，比我们之前预计的要微小得多。人类和黑猩猩共享的 DNA 比例超过了 98.8%。[30] 事实上，人类和黑猩猩的基因相似度如此之高，以至于一些科学家开始半开玩笑半认真地将人类称作第三种黑猩猩。如果说，在人类思维的问题上，我们并非拥有动物界最大大脑这一事实算是第一个悖论，那么，科学家的这一发现足以引出第二个悖论。从我们的基因构成来看，黑猩猩–倭黑猩猩–智人构成了一个亲密的亲缘组合。就灵长目人科家族而言，真正的另类并非智人，而是猩猩。不过，尽管我们和黑猩猩有着相似的基因，尽管我们从亲缘物种内分离出来的时间相对较短，我们人类的认知能力仍然远胜过猿类。[①] 尽管很多东西仍处于未知状态，但我们已经开始破译其中的奥秘，并试图做出解释。首先，在很

——————
① 严格来说，人类并非在所有方面的认知上都超过猿类。

多情况下，我们和黑猩猩之间存在的 1.2% 左右的基因差异很可能被低估了。相对于包括猿类在内的其他哺乳动物，人类一些和大脑相关的基因已经发生了变化（基因突变），在某些方面，甚至与尼安德特人的基因也有差异。[31] 举例来说，一项研究发现，NOTCH2NL 基因有活性的拷贝的数量在人类中比在黑猩猩中多。[32] 由于 NOTCH2NL 基因决定了胎儿大脑生长过程中细胞分裂的周期数，活性拷贝数量的增加，意味着人类大脑在胎儿阶段会产生更多的神经元，从而使人类在成年后拥有更大的大脑。不难看出，DNA 中微小的变化（甚至可以说是微观的变化），会产生巨大的影响。[33]

我们的生物性并非像基因构成那样一成不变。就基因构成来说，其中很大一部分（大约 60%）在植物和动物中是一样的。但对变化的一个重要解释是，不同动物，甚至不同身体部位的基因表达是不同的。比如，相比于猿类的大脑，大量基因在人类大脑中会更活跃地表达，合成蛋白质。[34] HTR2A 基因、KPNA3 基因和 AGAP1 基因在人类额叶中所表达的蛋白质明显要多。这种变化似乎暗含着"阴暗面"——虽然这些基因促成了我们身上某些有益变化，但其中几个也与典型的人类疾病，包括精神分裂症、抑郁症和孤独症相关。可以说，从猿类成为智人的进化过程虽然赋予了我们强大的思维能力，但同时，也让人类付出了拥有特殊弱点的代价。

在生物学层面，人类大脑和其他动物的大脑有所不同，这一理论最近得到的支持，来自两个意想不到的方向。其中一个涉及一种特定的分子。相比于包括猿类在内的其他动物，进化的一个表象是，我们人类大脑中有更多释放多巴胺的神经元。耶鲁大学的大脑研究人员以人类、黑猩猩、大猩猩和猕猴作为研究对象，选取十六个不同的大脑区域，证实多巴胺相关基因的使用情况的确有所变化。[35] 相比于猿类，人类大脑的新皮质和一个名叫纹状体的区域内，多巴胺的分布更为富集。以纹状体为例，人类产生多巴胺的细胞数量比猿类多出三倍。纹状体和运动技能、行事动机以及计划制订都有密切关系。此外，新皮质中产生多巴胺的神经元，仅存在于人类大脑之中，和黑猩猩或大猩猩无缘。而人类的多巴胺释放，似乎特别集中在大脑皮质的晚期发育区域，比如额叶前端。一个解释是，人类大脑的这些区域拥有更多释放多巴胺的突触。

对于我们了解人脑而言，这一论断非常重要。多巴胺是一种多功能的神经递质，决定了我们运动能力的强弱。以人类为例，大脑中多巴胺的缺乏会诱发帕金森病。该分子以这种方式起到了一种润滑剂的作用。同时，对于与动机、学习、记忆、注意力、寻求奖赏以及规划未来等相关的过程，多巴胺同样至关重要。当人们需要保留工作记忆中的部分内容时，多巴胺会被释放出来并在大脑中四处流动。无论是在人类还是在其他动物中，多巴胺的释放都和探索行为有关。它影响的是想要寻求某种东西的动力，而非达到和实现目标后可能产生的愉悦感受。这些典型特征意味着，大脑中多巴胺信号的改变，或许影响了智人对未来的定位，如果我们在精神层面上希望保留某种想法或某个兴趣，多巴胺或许能够加强这方面的能力。不同于小鼠的大脑和其他动物的大脑，人脑释放多巴胺的区域还包括大脑皮质的后部，比如枕叶。

从树栖哺乳动物到猿类，直至后来的人类，另一种微观进化同样重要，它改变了神经元之间的连接。在 21 世纪初，澳大利亚研究人员发现，相比于其他动物大脑中的类似区域，构成人类大脑中联合区的连接点，其神经元具有更为密集的放射状突起结构（包括所谓的树突）。[36] 人类大脑中数量奇多的突触，在神经元之间形成了丰富的纤维丛（也就是一张网），正因为有了更多的突触，不同神经元之间和不同区域之间相互作用的可能性增加了。[37] 此外，大脑不同区域之间和身体不同感官之间也因此拥有了更多交流的可能。这有点类似于通过增加维度的数量来获得更为深入的了解。这种模式多见于旧世界的猿类（即人类所属的进化系）身上，但作用在人类身上时，却更为明显。

树突的增加主要发生在大脑皮质较高层级的处理区域，比如包括颞叶和前额叶皮质第 10 区在内的多模态联合区。[38] 然而在人类大脑中，同样的现象却并未出现在初级感觉区，比如初级视皮质。这种强烈的相互关联，导致了所谓的连接组——大脑中神经元连接的网络——在人类身上变得极其复杂。我们有理由认为，人类大脑具有超强的连接性。[39] 大脑网络内部以及大脑网络之间存在的各种路径和连接，其长度和数量的增加创造了大范围、自发性的活跃网络。这种相互关联非常重要，因为我们大脑的联合区（比如位于前额叶皮质的联合区）本身就具有重要的关联功能。举例来说，由于联合区具备关联性，位于大脑后部的视皮质激活后为额叶调节的工作计划提供了视觉内容。我们人类的大脑由于超强的连接性，也比其他动物的大脑更加具备多感官性，这为我们感官印象的全新组合提供了前提条件。

持续了数百万年的进化推动了这些适应性的发展，并且永远地改变了我们。这些适应性为我们的经历体验和周遭事物赋予新层次的意义，从而迫使我们开始以富有想象力的全新方式进行思考。基于这些原因，我们可以总结说，人类的大脑的确不同寻常。尽管从绝对大小来说，我们的大脑在动物界中不算最大的，但它确实不小。人类大脑的特别之处体现在至少三个方面。首先，联合区的范围有所扩大，而联合区是处理来自多种感官的信息的区域，它随着人类年龄的增长而逐渐成熟；其次，联合区内的连接组增加了，这不仅增强了我们各个感官的关联性，也促进了人与人之间的互动；最后，通过改变多巴胺等神经递质的释放，我们大脑中联合区的神经元信号也发生了改变。

人类不同于其他动物的另一个方面，或许在于所谓镜像神经元的特殊属性。在我们理解其他人意图的过程中，镜像神经元发挥了极其重要的作用。事实上，镜像神经元正是促使我们人类从猿类中分离出来后成为一个独立物种的因素之一。我知道，现在你的脑海里肯定充满了问号，别急，这将是我们下一章要讨论的主题。

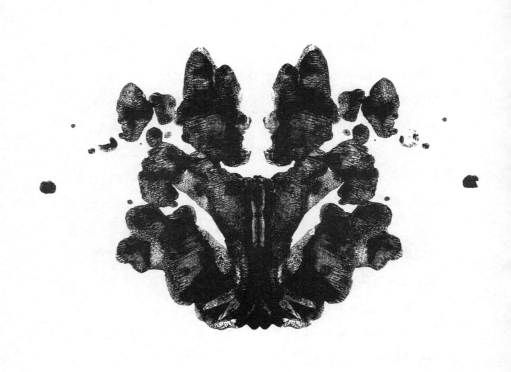

2

情绪的大脑

第 4 章

社交脑、情感脑、青春脑：
神奇的镜像神经元和边缘系统

我也不知道为什么，但这些桃子看起来非常紧张。

S. M. [①, 40]

不妨想象一下，你正穿过某个阴暗的街区，转过灯光昏暗的街角。时值傍晚，快 7 点的光景，天色渐暗。这时，前方突然出现一个黑影，并且迅速地向你移动。面对这种情况，你一定会做出本能反应，或许你会连连后退。不过很快，你意识到，那不过是一棵大树轻轻摇曳的投影。这时你会长舒一口气，释然地继续往前走。

从这个例子中不难看出，人类正是以这种方式，不断想象着自己置身于充满意图的周遭环境之中。从这个意义上来说，我们

---

① S. M. 是一位脑部病变的患者，见第 10 章相关部分。——编者注

被外界赋予了强烈的同理心。在过度共情的社会性想象中，我们感到眼前的一切都有生命——我们不仅会对身边人的感觉、想法和意志产生共鸣，也会对影子或是雷声产生移情。甚至在因果关系上，我们都会经历类似的体验，这可谓是人类的泛灵论思维①。在泛灵论思维的作用下，我们或许会对街上出现的黑影心生恐惧，但同时，我们也能更好地理解其他人，并对他们的经历产生同情心。

泛灵论思维的发展在人类儿童身上表现较为明显。幼儿从 2 岁起就已经明确表现出他们能够理解其他人的内心世界，并且拥有自己的情感、动机和计划性。随着时间的推移，他们也会发展出越来越多的社会同情心，其洞悉事情本质的能力也会大幅提升。与此同时，泛灵论的典型特征也越发清晰地体现出来。儿童并非只把仿真的东西（比如娃娃和动物玩偶）看作有生命的，而是认为世界上大多数东西都是有生命的。瑞士儿童心理学家让·皮亚杰（Jean Piaget，1896—1980）设计了一系列巧妙的实验，甚至将自己的孩子纳入实验对象的范围，从而详细描述了这种心理发展历程。[41] 从实验中，皮亚杰可以看到，相比于成人思维，

---

① 一个近似的概念是神经心理学上的心智理论。心智理论指的是，个体理解自己与他人的心理状态，包括情绪意图、期望、思考和信念等，并借此信息预测和解释他人的行为。心智理论涵盖了泛灵论（即万物有灵论）思想的大部分内容。然而在这里，我偏向于用泛灵论的思维来描述对整个世界的思考：即使是无生命的物质，也可以是鲜活的存在。这意味着心理学在世界中的过度体现和延展。当我们把人类的情感和思想投射到其他动物身上时，所谓的拟人化现象就出现了。

儿童思维世界的心理延展要宽泛得多。当云层中传来轰隆作响的雷鸣时，孩子们可能会描述说"雷很生气"。他们可能会认为雷声或风声有着心理动机和情绪。甚至在面对日常物品时，他们同样能从心理维度去感知。比如一个4岁的孩子，当看见侧翻在桌上的咖啡杯时，他可能会发出"可怜的杯子，它一定累坏了"的评论。对于死气沉沉的东西，儿童会无端产生恐惧，比如觉得遭到了影子的攻击，或者像一个孩子说的"我的影子被鞋底吃掉了"。这或许是儿童大脑中过度活跃的同理心的表现，这种同理心训练了孩子回应外部世界生命特征的能力，为成年后的共情打下基础。

从三四岁开始，随着儿童心理感知和共情意识的发展，他们也在逐步培养起区分自己和他人想法的能力，同时儿童对周围世界的认知也不再那样戏剧化。对孩子来说，那些纯物质的、不可移动的物体说话和表达的可能性越来越有限。有生命的鲜活个体的范围逐渐缩减，开始局限在会移动的对象之中，比如月亮、风或河流。最后，儿童对生命和心理的感知开始具备成年人所拥有的特征，仅仅会对生活中的人和动物产生动机或情感。皮亚杰认为，对外部世界中生命的感知所发生的这种转变是一种基本的心理过程，是儿童逐渐体验到自己与外部物理环境彼此分离的结果。在这一过程中，思维和梦也逐渐不再被视为物理世界的固有部分，而是被理解为私人和内在的东西。而在同一时期，随着儿童大脑中大量神经元连接重新形成，他们内心世界的心理扩张也在减少。因此，泛灵论的减弱很可能是神经元（以及它们之间的连接）通过这种方式消失的结果。

＊ ＊ ＊

当然，其他动物是否具有社会共情能力，我们很难判断。一些观察表明，人类的这种能力如此发达是不寻常的。但并非所有社会行为都那么不寻常。在动物界中，表现出关心或同情心，或是以复杂的方式进行团队合作，这些并非人类的专利。包括哺乳动物和鸟类在内的许多群居动物为了帮助自己群体中的成员，都会不惜做出巨大牺牲。比如，为了抵抗灰熊的攻击，狼会冒着生命危险保护狼群里的其他成员。动物学家已经观察到过复杂的合作关系，比如蚂蚁和蜜蜂在各自群体内建立起的互助关系。人类的独特性与其说同这种行为直接相关，不如说与我们理解他人的深浅程度相关。人类不断（且自发地）对他人的想法、感受和计划做出反应，即使面对陌生人也不例外。灵长类动物学家迈克尔·托马塞洛（Michael Tomasello）在《人类认知的文化起源》一书中提到，智人在理解他人思维的能力方面，代表了一种反常现象。[42] 我们可以理解亲戚朋友对周围人的看法，并且区分为不同的程度。这种同理心促进了人类之间更为灵活的交流和沟通。[①]当然有些时候，我们的相互理解也会出现障碍和困难，但这并不

---

① 有些时候，这种同理心也会产生欺骗。有学者认为，狗之所以能成为人类最好的朋友，正是因为它所拥有的大脑能感受到爱和忠诚，但缺乏发达的新皮质。而新皮质是人类隐藏自我、运用策略的基础。

影响我们成为相互理解的大师。更重要的是，我们非常愿意向陌生人施以援手。这背后的深层原因引起了很多学者的兴趣和探究。

人类具有强烈的同理心，其中一个原因或许是，我们的祖先在非洲生活期间，开始适应越来越庞大的群体生活。无论是距今三四百万年的近似人类的物种，还是现代人类，都在相对较大的社群中相互依存。根据传统狩猎-采集社会的规模，智人的自然群体应该在 150 人左右。[43] 一个现代人在社交媒体上能够保持互动的活跃人数差不多也是 150 人。相比于大多数猿类的自然群体，这一规模要庞大得多。根据学界的另一种理论，群体规模的扩大，以及群体内等级划分的多变性，会导致我们的大脑变成一张检验社会的石蕊试纸。要想在我们进化出来的环境中游刃有余地生活，似乎需要强大的共情能力。而从这一点来说，我们的语言能力和热衷八卦的倾向或许产生了积极影响。这一发展也促进了大脑的整体进化。（从一定程度上来说，大脑的体积以及新皮质在大脑中所占的比例，是和自然群体的规模大小息息相关的。）对人类共情能力起到决定性作用的，不仅仅是我们所拥有的现代大脑皮质，还有大脑皮质下所隐藏的部分。

* * *

雅克·潘克赛普（Jaak Panksepp，1943—2017）是一名爱沙尼亚裔美国神经科学家和心理学家。他一生都在致力研究大脑中负责情感的系统和部分。为此，他以哺乳动物大脑一些最古老的构成作为研究对象。儿童也好，成年人也罢，我们人类为何会产生情绪？我们的情绪为什么总和周围世界有着紧密联系？对于这些疑问，潘克赛普的研究给出了部分答案。

在潘克赛普和其他现代科研人员对情绪展开深入研究之前，当时学界的普遍观点是，大脑中被称为基底神经节的古老部分，对情绪和本能行为很重要。科学家们认为，脊椎动物首次在地球上出现时，大脑中的基底神经节就已经开始发挥作用，调节与攻击、统治、领地标记和仪式性举动相关的行为和情绪。这种古老的起源催生出爬行动物复合体的概念。因此人们都在谈论"爬行动物脑"，这多少带有些自以为是的色彩。科学家认为，爬行动物的大脑仍然保留在包括人类在内的哺乳动物体内。当时学界的观点是，人类的新皮质就是一层象征文明的薄膜，阻止了原始的爬行动物脑全面接管的趋势。这一理论实在太过理想化，因此可信度也不高。事实上，在我们现代的大脑中，所有这些结构都得到了强有力的整合。话说回来，从前的理论虽然经不起推敲，但也不乏真实的成分。一如查尔斯·达尔文在《人和动物的情感表达》一书中指出的，许多情感行为在动物界都延续已久。喜悦、尖叫、恐惧、性兴奋或攻击等情感强烈的状态，往往会引发行为、外观和声音的改变，这些改变在不同动物身上表现出高度的相似性，并且在进化过程中都保留了下来。调节这种"初级状态"的，是位于新皮质下的所谓基底核（即基底神经节）的古老神经元集合。这些结构位于大脑内部，它们的激活可以引发现代哺乳动物的情绪反应。比如，就所有动物而言，伏隔核的激活似乎普遍是一种积极行为，往往带来快乐和愉悦的感觉。以人类为例，伏隔核的激活总是和那些让人产生快感的载体，包括美食、性、运动（甚至对某些人来说是药物或毒品），以及对这些载体的占有欲相关。奇怪的是，人类大脑中伏隔核的激活同样和笑有关。确切说，伏隔核的激活能够触发我们在幽默搞笑方面的认知和行为。[①] 这表明，当我们对自己的笑点做出解释时，所牵涉的大脑机能是多么有效地整合在了一起。这种关联同时意味着，笑声对大脑的奖赏机制起到一定作用。笑声的传染性，加上（通过伏隔核）与奖赏机制的关联，或许证明了一点：幽默是一种产生社会凝聚力的生物机制，或许在我们非洲的祖先中就已经出现。相比于孤独的个体，群体中出现笑声的可能性要多出三十倍不止。或许笑（以及在认知层面上与之对应的幽默感）也是融入社会的一种方式，因为笑声可以有效降低压力激素水平。（当

---

① 21 世纪初，一组法国神经学家和神经外科医生发现，以一个清醒的人作为实验对象，通过植入的电极——所谓脑深部电刺激（一种为治疗帕金森病等神经系统疾病而开发的疗法）——对其大脑的伏隔核进行刺激，能够诱发此人不受控制地发笑。他们在一篇学术论文里描述了这样的现象：一名病患在保持清醒的情况下接受神经外科手术，由于大脑的伏隔核受到电极刺激，开始不停发笑。而伏隔核的每一次激活，都会引发一阵新的笑声，对此，病患总能在手术室里找到理由和原因。比如，病患表示，手术室内的医护人员站在那里的模样就很滑稽。在巴布亚新几内亚的原住民部落，某些仪式上所遵循的食用人体脏器的传统，诱发了具有传染性的退行性脑部疾病——库鲁病，而库鲁病晚期的一个症状，正是病态笑声毫无原因地发作。库鲁病是一种致命疾病，现在已经灭绝，它很可能是克罗伊茨费尔特-雅各布病（简称克-雅病）的一种变体。

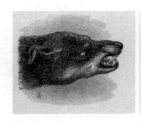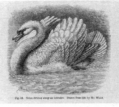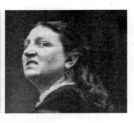

插图来自达尔文于 1872 年出版的著作《人和动物的情感表达》

然，如果是嘲笑的话，就另当别论了。)

通过研究哺乳动物大脑中较晚出现的调节情绪的结构，雅克·潘克赛普进一步丰富了我们对于大脑的认知。我们大脑中控制情绪的现代部分（相对来说仍然比较古老）被统称为边缘系统。边缘系统指的是深深嵌入颞叶内侧表面的一系列环环相扣的结构，既包括海马和杏仁核，也包括古皮质和旧皮质演化成的大脑组织，比如扣带回、齿状回等。其中大多数属于皮质下结构，即位于大脑皮质之下。边缘系统是一个相互作用、紧密联系的系统，相当于一个网络。它源自最早期的哺乳动物，是哺乳动物纲的专属特征。现在的所有哺乳动物都拥有边缘系统。边缘系统控制了我们的多种情绪，对记忆、动机和注意力的形成都起到了重要作用。[44] 就人类而言，边缘系统在我们面对积极的经历和可怕或负面的经历时都会被激活。我们之所以能感受到恐惧，关键就在于杏仁核的存在。杏仁核就好像一个精神紧张的小伙伴，不断扫描周围环境，发现令人生畏的事物。当然，杏仁核也会对积极的印象做出反应，尤其是印象的意义发生改变时，杏仁核的反应

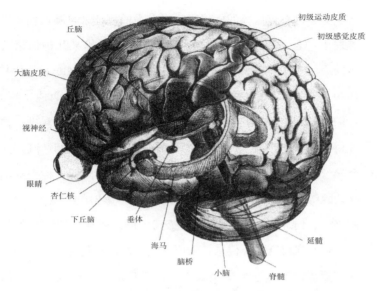

初级运动皮质
初级感觉皮质
丘脑
大脑皮质
视神经
眼睛
杏仁核
下丘脑　　垂体
海马
脑桥
小脑
脊髓
延髓

下丘脑、杏仁核和海马都属于边缘系统

会更为明显。

　　潘克赛普意识到，这些功能对于大量的人类行为至关重要。正是在杏仁核与周边的边缘系统的作用下，我们才能够对其他个体的感受产生共情。现代研究表明，当我们对他人产生同情时，大脑中的杏仁核始终处于激活状态。此外，杏仁核也广泛参与我们的感知过程。在杏仁核的作用下，随着视线的不断移动，我们能迅速捕捉到事物表面的情绪化色彩。对于啮齿类动物来说，杏仁核和周边边缘系统的激活主要依赖于嗅觉，而对于猿类（以及我们人类）来说，杏仁核激活的诱因主要在于视觉。[45]

关于拥有杏仁核的优势，一个有力的例证来自脑损伤猿类所表现出的若干奇怪症状，这些症状包括恐惧等某几种情绪的突然缺失。为了纪念海因里希·克吕弗（Heinrich Klüver，1897—1979）和保罗·布西（Paul Bucy，1904—1992）这两位发现者，人们将其命名为克吕弗-布西综合征。克吕弗和布西在进行神经外科手术时意识到，手术在伤及包含杏仁核的双侧颞叶部分时，会导致这一严重后果。克吕弗-布西综合征因此又被称为双侧颞叶切除综合征。① 对杏仁核干预的结果，颇出乎人们的意料。举例来说，野生猿类通常对人类感到恐惧，但在被切除了杏仁核后，它们变得麻木、倦怠、无所畏惧。在面对具有威胁性的人类或蛇等天敌时，它们似乎丧失了正常反应，完全没有恐惧的印象。到目前为止，事情的发展听上去似乎还比较合理。但实验中的猿类还和它们周围环境中的死物和活物产生了大量身体接触。用研究人员的话说，它们急不可耐地对"咝咝作响的蛇芯子、猫的嘴巴、铁笼子或独轮车"进行试探，但对自己的幼崽则毫无兴趣，漠不关心。它们性欲旺盛，在性伴侣的选择上根本不加挑选，甚至会打破禁忌或传统。它们毫不顾忌地滥用嘴巴探索物体（hyperorality，即口部过度活动），并对食物表现出越发狂热

---

① 按照今天的医学标准，克吕弗和布西的研究完全达不到伦理委员会准许的级别。克吕弗最初感兴趣的是研究从仙人掌中所提取的致幻药物麦司卡林的效果，他希望将研究和实验从人类（他自己也是实验对象之一）延伸到猿类身上。不过在神经外科医生布西的帮助下，这项研究逐渐发展成为对颞叶功能的广泛探索。对于颞叶受损的影响，科研人员发现了不少有趣的例子，包括所谓的延迟反应刺激。

的欲望，典型表现是荒唐的进食行为，比如生吞活老鼠，或吞食排泄物，也就是所谓的食粪症（coprophagia）。从这些方面来说，它们大脑里杏仁核的存在显然是有意义的。

从现代脑成像的角度看，克吕弗-布西综合征足以证明，杏仁核以及颞叶附近部位的激活，直接关系到恐惧心理的产生，以及受到侮辱的反应。① 杏仁核的损伤会导致轻微程度的视觉失认症，这可能会让人出于精神因素而无法认出某些物体，与感觉的缺失有关。

杏仁核损伤所造成的多方面影响，揭示了大脑边缘系统的一个重要特征。杏仁核和整个边缘系统，是大脑接收来自不同感官整合信息的第一个系统。杏仁核和边缘系统处理来自嗅觉、听觉、触觉、视觉和味觉的信息，成为动物大脑中首要的多感官区域。来自感觉器官的信息被迅速传递到杏仁核，经过分析后触发某种情绪色彩，然后被重新传递回新皮质，尤其是额叶区域。杏仁核正是通过这种方式影响了注意力和记忆，从某种程度上说，这种影响甚至比大脑皮质的影响更为迅速，我们不妨将此视为一条捷径（确切地说，有时更接近于短路）。几乎所有的恐惧症都与杏仁核的过度激活有关，不过，后天习得性的恐惧症，和先天自然形成的恐惧症，激活杏仁核的程度截然不同。比如，相比于对牙医的恐惧，对蛇的恐惧激活杏仁核的程度要剧烈得多。[46] 以

---

① 近期的两项研究表明，人类大脑中，右侧杏仁核灰质体积的增加和保守派的政治观点有关——至于如何解读，就见仁见智了。

人类来说，杏仁核所具备的功能还包括理解他人面部表情的情感含义。[47] 举例来说，我们判断其他人对自己是否心怀善意，就是依靠杏仁核在发挥作用。[48]

克吕弗-布西综合征并非唯一与我们大脑的情绪失调有关的奇怪状况。另一种神经系统疾病解释了大脑如何从另一面在我们的日常生活中左右情绪。对于和我们关系亲密的人，在辨识对方面孔时，我们往往会有一种熟悉的感觉。这种安全的熟悉感的构建，离不开杏仁核、边缘系统和大脑皮质之间的完整沟通。而如果遭遇所谓的卡普格拉综合征，我们的视觉就会受到干扰。卡普格拉综合征是以首次描述该病症的法国医生约瑟夫·卡普格拉（Joseph Capgras，1873—1950）的名字命名的。这种不寻常的综合征的患者会产生一种近乎偏执的妄想，将某个熟悉的人——往往是近亲——当成被他人顶替的冒牌货。对于卡普格拉综合征患者而言，尽管他们视觉感知一切正常，并且可以准确识别他人面部，但如果伴随神经退行性疾病的话，他们会非常确信，自己的配偶已经遭到替换。在听见家庭成员的声音时——比如打电话的情况下——他们或许会维持正常反应，可是一旦面对面，他们就会坚持认为，对方是由其他人冒充的。他们意识不到问题出在了哪里，总觉得是环境在捣鬼。有的时候，他们会怀疑家里的宠物，甚至怀疑他们自己都已经被冒名顶替。我们或许可以这样描述卡普格拉综合征：虽然看见的是一张熟悉的面孔，但认知中却缺乏应有的熟悉感。在面对这样一张无法让人产生相应感觉的熟悉面孔时，大脑会自动做出一种解释：和自己打交道的一定是某个冒充者。甚至有时，卡普格拉综合征患者会陷入复杂的怪圈，从而进一步认为，眼前的冒充者也是由别人冒充的。卡普格拉综合征诚然造成了一系列麻烦，但也有报告指出，对于亲属遭到冒充这件事，患者反而持积极态度，偶尔还会出现涉及情欲的体验。特别是已婚男子患者群体，他们似乎觉得，身边的伴侣每周都会换成新人，这也是种奇妙的体验。

近些年来，有这样一种观点得到了支持：大脑损伤破坏了视觉系统和部分边缘系统之间的联系，从而导致了卡普格拉综合征的神经紊乱。研究表明，某些视觉区域和杏仁核之间交流的中断，会以多种形式导致视觉印象失去其情感因素。换言之，视觉印象在情感层面出现缺损，从而使人变得冷漠。原本熟悉的面孔变得陌生，甚至变得有威胁性。由于记忆的储存受到不同经历的情感意义的强烈影响，因此卡普格拉综合征所导致的人在感知外部世界时情绪色彩的变化还可能产生记忆方面的问题。一些卡普格拉综合征患者的确出现了记忆受损或缺失的情况。

* * *

尽管拥有杏仁核和边缘系统是件好事，但对我们人类来说，这还远远不够。进入青春期（女孩在 11 岁左右，男孩在 12 岁左右）之前，额叶中的大量灰质开始显著重组，并且逐渐成熟起来。这些灰色的神经元组织对于调节冲动、克制欲望、做出决定以及质疑自己感觉的能力至关重要。额叶的激活和微调，是大脑自出生后发生的最大变化之一，也让青春期成了一生中最不稳定的时期之一。青春期的女孩和男孩会陆续学会如何调动额叶的功能。在迈入成年的头几年里，额叶神经细胞的树突数量会进一步增加，灰质和白质的比例也会重新分配。随着神经元轴突的延展，以及逐渐被髓磷脂包裹（即所谓的髓鞘化），额叶也会继续发育，发育过程一直持续到 20 岁到 25 岁。所以只有进入这个年龄段后，接收边缘系统信号的大脑皮质部分才会得到充分发展。额叶皮质发育缓慢这一事实，或许可以解释人们普遍的疑问：为何很多青少年容易情绪波动，时常冲动，并且难以完成步骤烦琐的复杂任务。青少年出现这些特征，反映出额叶不够成熟，还无法充分发挥作用。大脑的其他部分在尽其所能地做好工作，但许多工作远远超出了它们的能力范围。

基于上述前提条件，相比于成年人，青少年显然更难做出合理的风险评估。或者应该这么说，青少年对于风险持有不同的态度。相比于成年人，他们也不太能够区分别人对他们的看法和他们自己对自己的看法（这可能会导致自卑）。青少年的大脑深受边缘系统活动的影响。举例来说，现代大脑成像的研究表明，在解释面部表情时，青少年和成年人所使用的大脑区域并不相同。青少年的大脑更大程度地激活了杏仁核，而成年人大脑激活的区域更多在额叶部分，因此相比于成年人，青少年更容易对面部表情产生误解。我们不妨这么比喻，青少年的大脑就好像一项极不稳定的建筑工程，尚未竣工。而了解大脑本身的结构和发育过程，虽然并不能改变结果，但至少能够给人一些安慰。等到十八九岁时，额叶已经更为成熟且能发挥更多作用，我们的情感生活也逐渐趋于稳定。

＊ ＊ ＊

1991年的另一项发现颠覆了人们对共情现象的理解。那年春季，意大利研究人员加莱塞（Gallese）、里佐拉蒂（Rizzolatti）、福加希（Fogassi）和法迪加（Fadiga）在帕尔马大学在对猕猴额叶进行单细胞记录实验时，偶然有了意想不到的发现。起初，一切都在实验室里按部就班地进行，看上去平平无奇。他们当时研究的是猕猴大脑前运动区的神经元集合。在完成复杂而具体的动作时（比如从盘子里拿起一个水果或一粒葡萄干），猕猴的运动皮质会被激活，这一点并不奇怪，然而奇怪的是，当猕猴观察到其他生物（可以是人类，也可以是猕猴）做出相同动作时，哪怕自己并没有参与，它们运动皮质内同一处的神经元也出现了激活现象。有传闻说，这一突破性发现源于实验暂停时的一个小插曲。当时福加希当着猕猴的面，拿起一个苹果咬了一口，连接猕猴大脑运动皮质的微电极监测仪立刻发出"哔哔"的响声。对于运动神经元来说，这无疑是一个不寻常的征兆，它们仿佛理解了对方行动的信号，从而激活了猕猴本身在执行任务时所使用的运动神经元。加莱塞敏锐地意识到，这些神经元通过虚拟的模仿，以物理方式直接反映出他者的行动。运动神经元的这种属性可以很好地解释某些共情现象。这些神经元也因此得名为镜像神经元。

在被发现之后的几十年里，镜像神经元一直都是科学家密集研究的对象。我们已经开始认识到，在人类移情、模仿、产生共鸣、理解语言以及孤独症等疾病的产生方面，这些神经元都或多或少发挥了作用。通过大脑成像以及其他现代科学方法，这些认知得到了进一步巩固和证实。科学家已经在人类的额叶中发现了运动镜像神经元，类似于加莱塞、里佐拉蒂、福加希和法迪加在猕猴身上发现的那些。人类大脑皮质中的另一组镜像神经元则纯粹具备感觉特征。能被他者的感觉激活的镜像神经元存在于人脑顶下小叶，位于颞叶、顶叶和枕叶交界的一个区域，称颞顶枕区（TPO）。在被他人的感觉激活后，这些镜像神经元会激活旁观者自己面临同样境遇时会激活的那些神经元。这种意识，并不以我们的意志为转移。镜像神经元的存在，证明了人类很容易接纳并感受他人的经验，也说明从神经学角度看，第三人称视角和我们的第一人称视角息息相关。事实上，这两种视角关系密切，甚至使用相同的神经元。

对于大脑半球内侧面脑回（又称扣带回）部位的镜像神经元，多伦多大学的科研人员进行了深入研究。扣带回是一个对我们的疼痛体验很重要的区域。结果显示，扣带回部位的镜像神经元不仅在自己的身体感受到痛苦时会发出具体的疼痛信号，看到其他人遭遇痛苦时也会这样做。脑功能磁共振成像（fMRI）的进一步研究同样验证了这一结论。[49] 作为旁观者时，实验对象的疼痛中心依然会被激活。痛苦的体验会以具体的方式呈现出来，而且，当我们认同所观察的对象时，这一点尤为明显。

简而言之，镜像神经元对于生物共情能力和模仿能力的培养至关重要。就人类来说，镜像神经元还在理解他人的经验以及看穿他人心思等高阶方面发挥着不容小觑的作用。镜像神经元解释了为什么我们在观看恐怖电影时会下意识用枕头蒙住脸，以及为什么有些人相信用针扎娃娃的巫毒术真的会有奇效。镜像神经元是人类拥有先进主观能动性的基础，是语言交流时相互理解的前提。

大脑成像研究表明，镜像神经元对于他人的意图特别敏感。例如，相比于看到一个人把杯子拿到别处，在受试者看到这个人将杯子送到嘴边打算喝水的时候，其大脑包含运动镜像神经元的一个区域被激活的程度更高。由此可见，镜像神经元会对一个人的行为意图做出反应，特别是我们自认为知道他人想做什么的时候，会显得尤其明显。镜像神经元反应的程度是因人而异的。有些人看上去几乎将别人的经历当成自己的。荷兰神经科学研究所的克里斯蒂安·凯泽斯（Christian Keysers）博士及其同事通过实验证明，大脑镜像神经元系统激活程度较为强烈的人，和其他人相比更富同情心。[50] 与此同时，大脑镜像的激活具有影响广泛的传染性。我们能够切实感受到自身所处的环境，并且能够理解周遭事物的存在，这种感受和理解方式直观而真实。[51]

当然不乏这种可能性：围绕镜像神经元所产生的兴奋激动情绪，促使人类高估了它的重要性。毕竟，镜像神经元无法解释我们情绪体验中的一切。然而有一点是肯定的：镜像神经元所处的整体体系的重要性并未被高估。我们人类的大脑中，存在着一个发达的镜像系统，这或许可以解释我们许多社会性特征的产生。我们在环境中映射自我的能力，奠定了社会性共情的基础。当沉浸在周遭环境中时，我们甚至会激活自身的主要感官区域。人类之所以能够对他人的情绪和想法产生共鸣，诚然是由于镜像神经元的存在，但边缘系统和大脑皮质中的镜像系统亦有贡献。大脑成像研究表明，当借助语言讲述和视觉效果让人感知到周围环境中的情绪、意图、观点和动机时，杏仁核以及与杏仁核密切相关的大脑皮质部分也被激活，使得人们获得一种身临其境之感。当我们辨别其他人的情绪和想法时，我们对他人的观感和思考，完全取决于杏仁核以及内部（即所谓的腹内侧）前额叶皮质、扣带回和部分顶叶的激活程度。[52] 通过这些领域的激活效应，我们将具体的感觉和情绪投射并反映在我们周围的事物上。它就好比一支心灵画笔——或是一面镜子——让我们感知到环境中的其他生命体。

事实上，我们自己的身份认知包含了他人在镜像中的多重镜映。这是一种自发产生的思维方式。因此，我们往往很难分清自我开始和他人结束的边界。这些机制表明，即使像人类这样思维复杂的动物，也无法完全确定自己的身份。然而，尽管我们的镜像神经元具备强大的辨识能力，当置身于某些环境之中时，我们仍然会糊里糊涂地被他人的经验淹没，将其和自己的经验混为一谈。当然，在大多数情况下，我们还是能够将他人的经验和自己的经验区分开来。目前看来，提醒我们经验归属的，应该是大脑的额叶，加上感觉器官发出的微弱信号。[53] 一些研究表明，精神分裂症患者的大脑中区分自己和他人经验的机制明显受到了影响。

* * *

对于没有生命力的物质，我们仍然会产生某种感觉。以我自己为例，在 3 月的某一天，当我仰望大西洋蓝天上翻滚的灰云，或是远眺大片的山毛榉森林，注视着阳光滤过柔嫩的绿叶在红褐色的地面上形成别致的树影，我会有某种感知。深邃静谧的大海和沐浴着阳光的树梢，似乎也被渲染了感知的色彩——升华出一种特殊的美学崇高感。或许，大脑对周围世界的情感映射，和美学之间也存在某种联系？

在哲学中，崇高有时被视为审美经验和美的特殊层面。19 世纪的英国哲学家从外部大自然可怕而野性的不规则现象中，发现了这种崇高感。20 世纪初，一位名叫恩斯特·海克尔的生物学家从生命形式中捕捉到了这种特殊而崇高的美，他在 1904 年的畅销书《自然界的艺术形态》中对此有着详细的论述。伊曼努尔·康德和埃德蒙·伯克都写过关于崇高的文章。康德于 1764 年出版了著作《论优美感和崇高感》，伯克于 1756 年撰写了名为《崇高与美》的论文。康德在著作中强调，崇高感是一种突破人性限制的感觉，也就是说，它已经超越了我们理解的范围。而康德和伯克都一致认为，崇高感存在的前提条件，就是我们的想象力。

不难发现，有一部分人感知美的能力很强，一个可能的解释是，他们对物质世界的感受力比其他人更为强大。来自杏仁核及边缘系统的情感色彩有一种传染力，从而影响到我们对世界的认知和感知。也就是说，人们在面对自然色彩、海景或艺术作品时所感受到的美，是古老的大脑作用于我们感知的效应。普遍而言，从事艺术职业的人对周围的世界能产生更多共鸣，或许，也更容易产生泛灵论的体验。从神经生物学上说，边缘系统通过与新皮质的沟通，会对这种体验产生重要作用。或许，我们正是利用自身的镜映来理解美学的定义？最近的一项研究表明，在观看视觉艺术时，镜像神经元系统会被激活。[54] 如此说来，我们的镜像神经元没准也在其中发挥了一定作用，或许，它能够为我们的经验提供一个审美的共鸣板？

根据这一章所述内容，我们可以得出这样的结论：人类的大脑是为泛灵论思维而"设计"的，这是进化使然。我们不断地尝试了解他人，这其实是一种自动行为。换言之，我们在持续运用这种社会想象力。很可能，非洲最早的现代智人就已经生活在一个由生命体、可感知的灵魂和充满灵性的自然力量所构成的世界之中。当代社会中，泛灵论的思维方式，即认为物质世界和自然力量拥有人类心理特性的倾向，仍然广泛存在。只要想想周围世界中不断出现的拟人化就够了。[55]

其他的典型例证包括宗教的传播，以及我们难以接受身陷逆境的随机性和无序性——这些灾难的发生毫无意义，缺乏可以怪罪的责任方。事实上，所有理性的"正常"人，都会或多或少地以泛灵论的方式看待这个世界。

第 5 章

"暗黑"的大脑：
孤独症、反社会型人格和精神病态

每个人的经历都是独一无二的。

埃琳·麦金尼

3月一个平淡无奇的早晨，我像往常一样坐在略带寒意的候诊室内，墙上挂着乡村风格的装饰画。这时，一个年轻人从门口走了进来。他叫约阿基姆，当时 19 岁。约阿基姆身材高大，整个人收拾得干干净净，穿着一件颇具幽默感的 T 恤。但他本人似乎不太爱开玩笑。他并不迟钝，只是偶尔会陷入无休止的自责之中。

在某些方面，约阿基姆是一个非常较真的人，至于他到访诊所的原因，并不需要太多询问就已经非常清楚。我们的谈话于是更多地围绕人际关系展开。就在见面前不久，约阿基姆刚刚结束了在威利连锁超市的打工生涯。他曾向顾客当面指出，对方看起来脏兮兮的。而那名女顾客不过是想买几盒牛奶而已，她在听到约阿基姆的评价后愤然表示再也不会光顾这家超市。另外，当坐在收银台后面的时候，一想到要和各种各样的顾客寒暄交谈，他就备感压力。这些琐事一直困扰着约阿基姆，但因为之前也有过类似情况，所以他并没有将这些太当回事。

上小学的时候，约阿基姆从来就不属于班里的风云人物。他能感到自己和别人不同，甚至有些格格不入，而且他很少被选中参加团体运动。如果让他自己挑选的话，他更愿意和成年人攀谈，而不是找同龄人玩耍。他可以独自一人待上几个小时，沉迷于地图或是花园里发现的小玩意儿。他并不知道别的孩子在玩些什么，也不知道为什么别人不找他玩。有的时候，他对别人说的内容充耳不闻，自顾自滔滔不绝地发表长篇大论，但更多的时候，他会保持缄默。和他人的沟通往往会导致误解。高中毕业后，约阿基姆始终无法和别人建立起更亲密的关系，他对此也进行了反思。

"我经常说错话，"他说，"但凡心思缜密一些、敏感一些的人，都不会像我这么说话。所以我也很难和女孩子交往吧。"

结束了超市的打工生涯，约阿基姆开始将越来越多的时间投入在两个主要的兴趣爱好上：鸟类和线上游戏。他登录网上论坛，阅读和撰写大量关于鸟类的文章，并且对其他人的观鸟日志发表评论。他对鸟类的兴趣绝不仅限于正常爱好的范围，我感觉几乎可以算是痴迷。他对至少100种鸟了如指掌。与此同时，虽然他掌握了广泛而系统的鸟类知识，但对于其他学科，他完全不感兴趣。而从他的一些跟帖和评论中不难看出，约阿基姆对于谚语、俗语和比喻的含义知之甚少。

"你知道什么叫厚脸皮吗？"我试探地问他。

"我猜应该是皮厚的意思吧，比如硬壳的螃蟹？"

我又举了几个例子。

"缘木求鱼，你知道是什么意思吗？还有落叶归根？"我还想到了一句和鸟有关的谚语："一鸟在手，胜过百鸟在林。"

约阿基姆很难理解这些表达方式。他不太擅长隐喻或讽刺，他的整个世界以及交流方式似乎更为具体和明确，更注重细节和微观视角，直来直往，从不拐弯抹角。

约阿基姆的思考方式可谓另辟蹊径，这让我产生了浓厚兴趣。他告诉我，有时他会产生某种感觉，觉得自己拥有预知未来的能力。

过了好一段时间后，我们再次见面。不过我得知，上次从诊所离开后，约阿基姆被诊断为阿斯佩格综合征（这一点并不意外）。阿斯佩格综合征是一种孤独症谱系障碍，指一种高功能孤独症。约阿基姆在很多方面都极具天赋，但他在产生共鸣、社会交往和语言沟通方面也有不小的障碍。他很难读懂"字里行间"的含义，也难以理解他人的想法。他对语言所流露的情感意图缺乏了解，他整个人因此显得直接和坦诚，不敏感到甚至有些麻木不仁。他不过是据实以告——谁会抗拒知道真相呢？但坦白有时会对别人造成伤害。在和约阿基姆接触的过程中，我对社会交际产生了思考。一旦大脑内部和外界环境之间的沟通发生了变化，甚至遭到破坏，会发生怎样的情形？相比于大多数我认识的人，约阿基姆理解他人感受的能力显然要薄弱很多。但这段日子以来，经过训练，他已经能够更好地读懂别人的心思。他目前正在恋爱。有时，他的行为举止显得古怪，似乎对外部世界毫无兴趣，甚至可以说是不谙世事。至少，他的生活态度和积极向上、充满正能量这些毫不沾边。但从另一角度看，约阿基姆似乎已经悄然无息地融入了这个世界。

* * *

在 20 世纪 40 年代，波士顿的精神科医生利奥·坎纳（Leo Kanner，1896—1981）和维也纳的儿科医生兼精神科专家汉斯·阿斯佩格（Hans Asperger，1906—1980）首次对孤独症儿童做了医学描述。两者的研究成果几乎同时发表，而又各自独立。在描述中，坎纳和阿斯佩格都强调了孤独症儿童缺乏社会同情心的问题。孤独症患者在理解他人的心理动机方面存在障碍。按照英语传统说法，这是一个所谓心理推测能力（theory of mind）的问题，即难以理解他人的想法和感受。对于当时所谓的婴儿孤独症，坎纳和阿斯佩格都用"精神上的孤独"来形容其主要症状。[56] 孤独症患者不仅在社会交际和理解他人的现实感受等方面存在问题（可称之为缺乏社会想象力），在模仿和灵活性方面同样遭遇挫折。外表看来或许并不明显，但相比于其他儿童，罹患孤独症的儿童会表现出较少的同情心。[57] 原因在于，他们难以对其他人的精神状态产生共情。这不能和自私自利混为一谈。贝亚特·赫尔梅林（Beate Hermelin）是一位在耶路撒冷和伦敦研究孤独症患者的先驱人物，她讲述说，一个孤独症女孩曾回忆自己从小伙伴那里听见了"一个轻微而有趣的声音"，而当时那个小伙伴正在哭泣。[58] 孤独症儿童很难理解他人的面部表情，而且常常恪守固定的日程安排。改变作息时间很可能导致他们大发雷霆。在几个世纪之前，人们就已经隐约意识到这种形式的孤独症的存在，不过对它的称呼带有偏见。

在观察了孤独症儿童的父母后，坎纳意识到，孤独症是会遗传的。后来，现代方法的实验和研究证实了这一观点。研究表明，身为同卵双胞胎，如果你的兄弟姐妹罹患孤独症，那么你患有孤独症的概率在 60%~90%。研究人员在正常人群中同样发现了和孤独症有关的基因变体。这些基因不仅和大脑的形状有关，更有意思的是，它们还和 45 岁前生育孩子的数量有关。[59] 和孤独症相关的基因同少子化紧密相关。一个可能的推论是，和孤独症有关的基因会影响人们的社交能力和求偶欲望（或许还有喜欢孩子的程度），也就是说，一个人或许达不到孤独症确诊标准，却表现出低欲望的特征。孤独症在男孩中的发病率是在女孩中的四倍到五倍。父亲的高龄生育是诱发孤独症的一个风险因素，这是因为老年男性精子中的染色体存在很多变异可能。而染色体任何部分的遗传结构受损，都会增加子女患上孤独症的风险。[60] 母亲在怀孕期间受到的病毒感染（比如风疹）会影响胎儿大脑发育的免疫环境，从而也可能增加其子女患上孤独症的风险。

孤独症和大脑中神经连接形成异常也存在一定关系，而且这种异常在童年时期就会明显表现出来。相较于正常人，这些患者的大脑一开始会比较大，之后的发育较为缓慢。脑成像研究表明，在对其他人进行思考时，孤独症患者的大脑会以一种非典型的方式被激活。在孤独症患者的大脑皮质中，颞叶、顶叶和枕叶之间的区域（即所谓的颞顶枕区，其中包含镜像神经元）被激活的程度低于正常水平。[61] 在我们理解自己和他人思维方式的过程中，颞顶枕区可谓发挥了重要作用。脑成像研究表明，在社交场合中，该大脑区域的参与程度越低，孤独症的倾向就越严重。

随着神经科学的进步，我们对孤独症大脑和"正常运作的"大脑之间差异的理解也在逐年加深。脑成像研究显示，大脑社交网络中缺乏沟通是孤独症的主要原因，这种沟通存在于边缘系统、颞顶枕区以及面部区域、杏仁核和富含镜像神经元的大脑皮质之间。[62] 杏仁核和额叶（有助于解释和抑制某些情绪信号）之间的沟通也无法正常运转。一个较为合理的推论是，孤独症和连接的弱化有关。因此，我们可以将孤独症描述为一种割裂和断裂式的综合征，就好像七零八落的拼图碎块，情况错综复杂。当然孤独症还存在一种情况，即大脑特定区域内的局部连接可能会异常发达，甚至出现过度发育的现象，突触数量大幅增加。[①] 正是基于这些前提条件，孤独症患者难以将情感融入对周围世界的思

---

① 当然，就大脑外观和功能而言，不同的孤独症患者之间也存在个体差异。并非所有的孤独症患者都拥有结构相似的大脑或是基本雷同的性格。

考。而社交障碍则与颞顶枕区和镜像神经元系统激活不足有关。环境在这些系统中的映射极其微弱。因此，与其说孤独症是一个人自身情绪的紊乱状态（像约阿基姆这样的孤独症患者能够感受到强烈的悲伤或喜悦），不如说它是一种对我们周围世界和他人情绪的高级感知障碍。而对于男性和女性，孤独症的影响似乎略有差异。

疾病所带来的并非只有减损。有意思的一点是，孤独症本身存在着某种补偿形式。孤独症患者在某些领域拥有极高的天赋，也就是具备所谓的特异功能，这种情况并不罕见。他们的过人能力可能体现在语言、记忆、音乐、绘画或心算对数和质数等方面。这些特异功能往往在婴幼儿时期就已经发展起来，其中很多都涉及对细节的过分关注。研究人员观察到，多达 10% 的孤独症患者出现了学者症候群的症状，这一比例远远高于正常人群体。[63] 他们的特殊能力很可能是由大脑中高度发达的特定神经网络产生的。或许孤独症患者的某些认知能力之所以能够极为发达，是因为它们不用与其他能力（如社交能力）竞争？

对于少数有严重精神障碍的孤独症患者来说，他们会在孤立领域中展现出极端天赋。心理学家洛娜·塞尔弗（Lorna Selfe）在《纳迪娅》（Nadia）一书中就写到了这样一个典型例子：一个有着智力障碍的孤独症女孩，在 3 岁半时就已经无师自通地画出在几何学意义上近乎完美的"移动中的"马匹、鸟类及其他动物。按照之前发展心理学的理论，这个例子几乎是不可能出现的。纳迪娅只要轻轻松松画上几笔，那些动物的细腻和精确程度就能达到列奥纳多·达·芬奇的大师水准。孤独症患者的经验世界是复杂的，与孤独症有关的思维方式并非都是负面消极的。孤独症患者会产生独特的想法，这些想法甚至另类到让人耳目一新。相比于普通人，他们更不容易产生群体思维。遗憾的是，不同于其他精神疾病患者，孤独症患者的个人主义色彩和卓尔不群的天赋有时会被抑郁、焦虑和孤独的情绪抵消。

* * *

类似约阿基姆这样的高功能孤独症患者，他们身上的一些匪夷所思的奇特个性，或许能够揭示感知和思维在美学方面的表现。意识到这一点，源于我和约阿基姆相约在医院后面的山毛榉林里的一次散步。我们走的小路穿过山毛榉林通往大海，我自己每天上下班时都会路过。我喜欢森林的广袤无垠以及那些令人振奋的色彩。周末去医院游泳的时候，我常常会靠在游泳池边，透过游泳馆长长的落地窗，远眺那片森林，而那些山毛榉显得越发高大。夏天经过树林时，阳光穿过山毛榉翠绿的叶片，在略显泥泞的土壤上投射出别致的光斑和阴影。那些绿松石色的稀疏树干，延展出笔直的嫩枝，分割开红褐色的森林空间，让人身心愉悦。那天，我们只在山毛榉林里走了几分钟，约阿基姆就已经辨认出数量惊人的鸟类：欧洲绿啄木鸟、松鸦、欧鸽……但对于树木的壮观雄伟，整座森林令人沉醉的色彩，甚至闪烁的光斑和游移的树影，他似乎并没有产生我那种惊艳的感觉。当我深深沉浸和震撼于大自然的壮美时，约阿基姆浑然不觉，看不出眼前的景色有何特别之处。

"我明白你的意思，"最后，当我忍不住询问时，约阿基姆是这么回答的，"你们这些没有阿斯佩格综合征的人（我觉得他的意思是，你们这些情绪思维正常的人），总觉得这些景象很特别。日落也是一样。你们会感慨'哇！''真美！'之类的。"

对于山毛榉林，约阿基姆是喜欢而欣赏的，只是并没有被唤起一种不可抵挡的美感或惊叹不已的感觉。换言之，山毛榉林并没有让他感觉到壮美或崇高。因此从更普遍的意义上说，他无法产生共情的不只是人，也延伸到了外部世界。我们继续在森林中散步，经过郁郁葱葱的植被丛中的一条小径时，约阿基姆想起了另一件事：他从没对艺术产生过兴趣。

"我一直没搞明白，左恩和毕加索的画有什么特别的地方。不就是自命不凡地画了几笔嘛，这种作品，怎么会有人心甘情愿掏几百万克朗去买？"

约阿基姆说自己不理解，这话半点不假。在和他的交谈中，我所得到的印象是，面对艺术时，约阿基姆缺乏一种氛围感，或者说是情绪感。对他而言，一只脏兮兮的塑料袋（当然了，也有人会称其为艺术）、美术馆里陈列的名画还有投射在茫茫大海上的夕照，这三者从审美意义上来说几乎没有区别。这让人联想起其他孤独症患者的自述。美国动物学家坦普尔·葛兰汀就是一位知名的孤独症患者，她的传记已经被拍成电影。葛兰汀曾经表达过对于无法感受美的悲伤。波光粼粼的大海以及美丽的夕阳和天空都不会让她产生审美体验。确切说，对于这些画面，她根本无从"理解"。对她来说，这些画面并不"特别"——它们仅仅是客观存在而已——当然，她也能理解其他人或许会有"特别"的感受或体验。这些画面对她而言平平无奇或是毫无魅力。(关于这一点的描述，可以参见奥利弗·萨克斯所著《火星上的人类学家》一书。)[64] 总之，在这类情形下，几近升华的审美体验完全没有在她身上出现过。[65]

对此，一个可能的解释是，孤独症患者没有神经正常的人的世界所特有的外化情感。究其原因，或许是新皮质和边缘系统"情感大脑"之间沟通的减少。从这个意义上来说，它类似于卡普格拉综合征中对某些印象的情感丧失。不过，并非所有的孤独症患者都对艺术无感。恰恰相反，孤独症患者创作的艺术收藏品不在少数，其中一些还在商业上获得了巨大的成功。[66] 孤独症患者的创作囊括了所有的艺术流派和风格，从城市素描，到猫咪油画，再到表演速写，无所不有。

很多孤独症患者(比如约阿基姆)对声音、光线和触觉会表现出痛苦的反应——所谓的超敏反应——就好像他们初级感觉信息的输入量变大了。这些症状恰恰证明，孤独症患者大脑中初级感觉区域的信号处理经过了增强。从某种程度上说，这意味着一种具体感知强度的增加。孤独症谱系障碍患者的思维也可能变得异常刻板和具体。他们的倾向使他们能够理解的是字面含义，而非整体或内涵。正如约阿基姆提醒我的那样，对于孤独症患者和阿斯佩格综合征患者来说，难以理解隐喻、谚语和讽刺很可能是一个典型症状。当听到某个笑话时，孤独症患者和阿斯佩格综合征患者或许无法捕捉和理解笑点。在神经学上，这种困难反映了发生在角回的典型跨模态整合异常。角回位于顶叶和枕叶交界处（颞顶枕区范围），在右大脑半球尤其重要。[67]

从某种程度上说，边缘系统以我们的情绪为模板，对世界进行"描绘"，这实际上可以被看作一种隐喻的形式。在目睹周围世界的一切时，我们其实是以自己的情绪作为参考的。如果没有这种隐喻性的思考，我们都会以更为具体的方式去看待世界。

＊ ＊ ＊

你是否常常为了达到目的而撒谎、操纵他人或单方面毁约？你是否认为你比大多数人要优秀？当你追求某个目标时，你是否会变得闪烁其词、虚伪狡诈？和大多数人相比，你是否更不容易感到悔恨、内疚或恐惧？如果别人没有发现你的恶劣行径，你是否会沾沾自喜？在有了非常实际的长期目标后，你是否难以执行？你的性格是否包括如下特征：专横跋扈、追求刺激、对他人的求助冷漠以待、缺乏耐心？年轻时，你是否被警察机构或社会服务部门约谈过？

对于上述问题，如果你的大部分答案都是肯定的，原因很可能是，你有精神病态。或许你只是具备精神病态的特征，而并不符合精神病态的标准，因为真正的精神病态相对较为罕见。正常行为和精神病态之间的界限往往是模糊的。但总体估计来说，精神病态在人口中的发生率大约为 1%，这意味着，精神病态和孤独症或双相情感障碍出现的概率大致相同。然而，精神病态和孤独症有本质的区别。如果说孤独症患者的障碍在于难以理解别人，那么精神病态患者则是能够理解别人但对这种理解缺乏正常的情感反应。这种异常化的三个核心组成部分是：冲动、冷漠 / 紧张、无法控制和正视自己行为所产生的后果。精神病态意味着，感受恐惧、同情、悔恨和羞耻的能力受到干扰，并且不愿意服从和遵守社会规范。这种紊乱往往和犯罪、欺凌，以及大量不亲密的关系有关。有精神病态的人，可能会故意夸大自己富有同情心的人格特征。他们的头脑完全清楚社会接受的尺度和界限，有时为了达到自己的目的，他们甚至能够伪装情绪（这是一种无意识的行为），仿佛经过巧思构想。精神病态患者会以一种糅合了无情和不忠的做作方式，表现得迷人、友善或富有同情心。就平均智商来说，他们和正常人并没有太大区别，但由于人格异常和高度自恋的个性，他们往往过着剥削他人利益和卑鄙的寄生虫式生活。就长期的人际关系来说，精神病态患者和其他人相处时很少做到相互尊重。尽管他们有社会异常行为，但夸张的自我形象使得精神病态患者很难意识到自身的任何负面因素。[68] 虽然平均一百个人里只有一个是精神病态患者，但一些研究表明，这百分之一的精神病态患者，导致了百分之五十的社会暴力犯罪。[69] 因此，精神病态问题必须得到重视。

20 世纪 70 年代，加拿大心理学家罗伯特·黑尔（Robert Hare）通过对一系列被定罪的罪犯的采访，制定了诊断精神病态的现代标准。最近的研究表明，根据有效的精神病态标准，北美监狱内的男性罪犯每五人就有一人在精神病态测试中得到高分。而在一般的男性人口中，这一比例只有一百五十分之一。因此，对精神病态的了解，可以有效改进预防暴力犯罪的方法。从另一方面来说，这种颇为"黑暗"的神经科学，也为更基本的问题研究，包括大脑功能如何影响道德感、慷慨心和内疚感的产生提供了全新的视角。

人类历史上不乏精神病态的典型例子。比如臭名昭著的美国连环杀手泰德·邦迪（Ted Bundy）。据估计，他在1973年至1978年间谋杀了大约35人，其中以女性居多。邦迪身上具有明显的精神病态特征。从年轻时起，邦迪就表现出一定程度的恐吓性和威胁性，甚至对自己家人也不例外。成年之后，他会假扮残疾人（比如用绷带绑住一只手臂），诱使受害者产生更多怜悯和同情。他在美国多个州绑架、强奸和谋杀年轻女性，并保留了许多受害者的身体部位作为纪念品。10多年以来，他一直否认自己犯下这些罪行，后来又改口说，自己的确犯下谋杀罪，但不会对所作所为感到愧疚。他将自己的罪行归咎于外部环境，归咎于微不足道的巧合，或干脆归咎于他人，甚至栽赃给受害人本身。他认为自己的行为完全是受害人反常表现（比如受害人看起来很惊恐）导致的结果。此外，邦迪琐碎零星的犯罪记录数不胜数，包括盗窃、造假等。1989年，邦迪在佛罗里达州的布拉德福德县被处以死刑。

有学者认为，精神病态的一个标志是不受控地反复参与各种不同类型的犯罪。另一个迹象则是开始独立犯罪时年龄很小，精神病态患者往往在八九岁时就已经开始尝试犯罪。这一点显示出，他们对犯罪的兴趣完全是自身因素使然，并非受到了其他精神病态患者的影响。精神病态患者不会以正常方式解读他人的恐惧。相比于正常人，他们眨眼的次数相对较少，所以往往给人以凝神注视的印象。虽然这些情况可能随着年龄和生活经历的改变而有所变化，但总体而言，其发展是一个循序渐进的慢性过程。精神病态在男性中的比例明显偏高。一项尚有争议的研究结果表明，在某些特定的社会机构或职业场所中，精神病态患者所占的比例也要高一些。[70]

* * *

不可否认，人类的社会行为存在着巨大的个体差异。作为一个生物物种，我们囊括了最善良的群体和最卑劣的群体。但是个体差异为何会如此之大呢？为什么有些人乐善好施，无私奉献，甚至对陌生人也能表现最大的善意，而另一些人则自私自利，甚至能做出残忍施暴和虐待的恶劣行径？不惜自我牺牲、为他人利益着想的行为（称为利他主义）和冷酷无情的利己主义形成了人性的两个对立面，而这种观念谱系的极端性，成为美国乔治城大学心理学和神经科学教授阿比盖尔·马什（Abigail Marsh）的兴趣点。利他主义的定义是，人们并不出于个人利益而表现出帮助他人的意愿。比如，一个人自愿将自己的肾脏捐赠给陌生人。这种陌生人之间的肾脏捐赠在许多国家都有发生，并且在现代心理学研究中被用作利他主义行为的典型模式。我们在行为尺度上的倾向性，是从出生时就已经存在，还是更多地由环境因素所驱动？这是科学家已经开始研究的一个问题。正如一名记者所提出的疑惑，反社会型人格和精神病态特征，究竟是由于"邪恶"基因的遗传而天生存在的，还是因为缺乏家庭和社会支持（比如童年时期的极端贫困）而后天形成的？

为了找到答案，阿比盖尔·马什进行了一项并不令人愉快的实验。她联系了一批具有反社会型人格特征的儿童，并密切追踪他们的成长过程。这批作为实验对象的儿童，在一开始表现得似乎过于正常了。但渐渐地，马什注意到，其中一些孩子会因为生活中鸡毛蒜皮的小事挑起事端，陷入激烈的争执。他们会恐吓自己的同龄人，甚至要些小手段骗取对方的钱财。他们会试图掐死自己的毛绒玩具，并流露出谋杀兄弟姐妹或父母的倾向。为了获取自己想要的东西，他们不惜用冷酷的方式伤害其他孩子。一个年仅 2 岁的女孩为了实施报复，在游戏室内当着其他孩子的面，冲着一个小男孩撒尿。一个作为实验对象的孩子在描述自己的想法时，公开表示"我想让整个世界都成为我的"。当其他孩子表示受到伤害时，这些具有反社会型人格特征的孩子大多采取评判的态度，发表诸如"你应该自己注意点"之类的言论。

成人大多会下意识地认为孩童是天真烂漫的。然而在很多情况下，儿童完全有能力做出残忍的行为。事实上，相比于成人世界，反社会型人格更常出现在儿童之中，并且在 3 岁左右达到顶峰。当然，友善的一面也是存在的。但整体而言，精神病态和反社会型人格障碍属于发展心理疾病，所以在某些情况下，这些特征早在三四岁的幼儿身上就已经初见端倪，也并不奇怪。因此，阿比盖尔·马什的研究对象还包括很多言谈举止看似正常的父母（当然并不包括所有作为研究对象的儿童的父母）。

经过这批具备反社会型人格特征的儿童及其父母的同意，马什对他们进行了一系列测试和大脑扫描。她通过研究发现，这些儿童较为突出的一个共同点是，相比于正常儿童，他们更难识别恐惧的面部表情。当对大脑成像结果进行分析时，她还发现，在看到其他人经历强烈恐惧的时候，具有反社会型人格特征的儿童大脑中的杏仁核很少正常激活。而我们之前介绍过，杏仁核负责发出害怕和恐惧的信号。杏仁核难以正常激活，导致这些孩子无法识别他人的恐惧。也就是说，当看到其他人陷入困境时，这些孩子的大脑并没有产生正常的反应。[71] 具有反社会型人格或精神病态特征的儿童在接受采访时，也会回答说，自己经历恐惧的频率远低于同龄人。当儿童自己都不能完全理解何为恐惧时，他们又怎能对其他人的恐惧产生共鸣呢？[72]

和行为以及大脑的很多其他方面一样，这里面也有遗传因素。一项研究表明，70% 的精神病态特征是由遗传决定的（这一比例可能有所高估）。[73] 然而，大多数具有精神病态特征的儿童，在成年后并没有成为真正意义上的精神病态罪犯，并没有去操纵、去强奸、去欺骗或去谋杀。所以，尽管受到遗传的影响，但在理性的成年人陪伴下的有利成长环境，可以在一定程度上扭转孩子的异常发展趋势——当然，他们也有可能对环境的积极影响无动于衷。

一个人的性格在成年之前会不断变化和发展，并且受到诸多因素的影响，所以，一个经验丰富的临床医生不会贸然断定一个孩子属于精神病态患者或者反社会型人格障碍患者。从这个意义上来说，精神病态并不是由遗传因素决定的先天特质。犯罪行为也是如此。美国威斯康星州的一家少管所 20 多年以来一直在收容该州 12 岁至 17 岁、危险等级最高的少年犯。少管所的工作人员已经成功实践了一些方法，有效地扭转了部分少年犯的反社会或精神病态的行为。在童年时期表现出明显反社会特征的孩子，经过专业指导和改造，进入成年后，或许在某些方面仍显得离经叛道，但总体适应状况良好。相反，长期暴露在童年创伤之中的孩子，比如那些承受巨大的压力、生活极端贫困、无家可归或居无定所甚至多次参与犯罪的孩子，其反社会特质膨胀的风险则会增加。一旦涉及大脑和行为方面的话题，我们往往会陷入基因和环境哪个更为重要的怪圈。答案不是明确非此即彼的。遗传因素、童年环境和现实生活都有助于一个人性格和品质的形成。换言之，我们的基因和我们所处的环境始终是相互作用的关系。

成年精神病态患者的大脑的运作方式也大致相同吗？肯特·基尔博士是这方面的专家。他将一台磁共振成像仪安装在挂车上，对 4 000 多名监狱囚犯的大脑进行扫描。由于精神病态患者在罪犯中比例很高，在监狱中寻找实验对象倒也合乎情理。基尔的大脑成像结果显示，患有精神病态的成年人大脑中，杏仁核并未被正常激活，情感色彩强烈的词语、场景或图片都无法充分激活杏仁核。这一结果和马什针对儿童所展开的实验的结果十分相似。基尔向精神病态的成年人展示了多张血腥暴力的图片，包括被三 K 党烧毁的十字架、在虐待和殴打下血肉模糊的面孔等，结果表明，他们大脑中激活不足的部分除了杏仁核外，还有位于前额叶的一个名为眶额皮质的区域。[74] 眶额皮质有助于我们做出深思熟虑的决定、站在他人的角度思考、抑制冲动、处理情绪，并为我们犯下的过错而感到懊悔。这或许能解释，精神病态患者为何在这些方面都有障碍。基尔的研究还表明，相比于没有精神病态表现的因犯，具有精神病态特征的因犯，其额叶区域的灰质明显要少（差距大概在 5%~7%）。[75] 精神病态患者的杏仁核体积也比正常人的要小。[76] 总的来说，他们的大脑似乎并没有为正常同情心的形成提供前提条件。根据基尔的研究，具有精神病态特征的因犯表示，他们在感受内疚和悔恨方面同样存在障碍。确切说，他们不会感到后悔。他们比一般人更难避免使用暴力，也不会被惩罚的风险吓倒。

这让我联想起几年前所接触到的一些病灶在额叶部分的脑瘤病例。这些疾病导致了严重的人格变化和性格扭曲，包括对所发生一切的漠不关心。而病患的亲属往往是最先察觉到异样的。一个类似但比较罕见的例子是查尔斯·怀特曼（Charles Whitman），美国南部一名年轻而聪明的工程师。在 25 岁那年，他莫名其妙地开始产生攻击性的冲动，之后一年的时间里，他一直向医生抱怨，自己备受头痛折磨，被迫与想要射杀他人的冲动反复抗争。1966 年 8 月 1 日，这场抗争以悲剧的方式宣告结束：怀特曼在自己家和母亲家先后射杀了妻子和母亲，然后进入得克萨斯州奥斯汀的一所校园，从 27 层高楼上随机射杀了大量人。在遗书中，他坦言对自己的行为和"许多匪夷所思的想法"感到诧异，并且希望在死后进行尸体解剖，以确定自己的反常行为是由哪种身体疾病导致的。之后的尸检证明，他的直觉是正确的。怀特曼患有额叶胶质母细胞瘤，肿瘤影响了部分额叶和杏仁核的功能。[77]

成年人的精神病态还表现在他们难以解读他人的面部表情。在一项研究中，研究人员向一名患有精神病态的男子展示了一系列面部表情图片。在面对一张惊恐的脸时，该男子的评价流露出一个令人不安的信息。

"我不知道你们怎么形容这种感觉，在我看来，这是人们在被刺伤之前的样子。"他平静地说出自己的看法。

这种特征应该会在人类的繁衍生息过程中留存下来，毕竟在少量的情况下，它是能够发挥积极作用的。如果必须在危险情况下采取行动，冷漠和算计或许能增加生存概率。而对于外科医生来说，看到受伤的身体部位而不会产生激动情绪，未尝不是件好事。如果你对他人的反应不够敏感，你战胜和成功欺骗他人的概率也会更高。[78] 但与此同时，你在社会环境中无法与他人产生共情，加上冷漠无情和撒谎成性的倾向，一旦出现极端情况，你就很容易发展成精神病态。

要说猿类世界中哪一个物种算是精神病态，应该非黑猩猩莫属。不同于倭黑猩猩，黑猩猩所生活的族群具有社会容忍度低、雄性之间竞争激烈的特征。它们很少分享，也很难理解其他黑猩猩的目光或意图。雄性黑猩猩有时会杀死不属于自己的幼崽，也可能会向敌对群体挑起战争。[79] 倭黑猩猩则更加崇尚平等，奉行一夫多妻制。它们乐于分享，表现出一种利他主义的倾向。它们富有同情心，被称为猿类世界的嬉皮士。倭黑猩猩大脑杏仁核中释放 5-羟色胺的神经元数量，是黑猩猩的两倍之多，这很可能是造成两个物种之间心理学差异的因素之一。[80] 科学家目前还不能确定，人类是更接近于黑猩猩还是更接近于倭黑猩猩。不过大多数证据表明，我们与这两个物种都不完全相似，正如在其他许多方面一样，我们正在朝着自己的方向进化。

* * *

近些年来，神经科学已经参与到法庭的审判之中。这种"黑暗"的科学围绕道德和个人责任，给法律哲学提出了难题。举例来说，如果有一天，一个大脑成像显示其眶额皮质和杏仁核激活程度异常低下（或者其基因测试的结果显示异常）的杀人犯，以遗传性精神病态作为其犯罪行为的辩护理由，我们该如何处理？他完全可以声称，因为自己的大脑被设计成这样，所以他无法与受害者——甚至任何其他人——产生共情或共鸣。

不可否认，大脑结构对犯罪倾向有着直接的影响。但我们人类并不只是生物机器。我们并非仅有直接的感知意识，也不单单凭借本能对周围环境做出反应。要说我们对直接的感知意识（即视觉、听觉和其他感官印象）负有道德责任，恐怕很少有人能够认可。举例来说，一个违心成为谋杀案目击者的证人，我们并不会认定他有罪。在直接的感知意识中，也即当我们从外界获得印象时，我们会认为自己是旁观者而不是行动者。反思性的意识才是我们认为自己是行动者的基础。我们会自发地进行反思，我们也具备先思考再行动的能力。因此，至少在理论层面上，我们可以对自己的选择进行斟酌和衡量。我们通过这种思维方式感知自我，承担起个人责任。反思使我们成为有道德的人。在这方面，我们通常会认为我们的思想和决定来自我们自己。我们理所当然地期望其他人也能有类似的理念，对自己负起责任来。由于重要的经历往往会改变思维方式，所以这种反思性的意识中同样蕴含变化的倾向。可以说，我们具有一种开放性的反思性思维。

事实上，精神病态很可能让我们感觉不适，因为人类认为对他人的同情是理所当然的。我们的整个社会和经济体系都是围绕着这种信任而建立的。2015 年英国广播公司官网上分享次数最多的一篇文章的标题是《你的性格有多黑暗？》。这篇文章其实是一个不长的问题清单，如果你想在 5 分钟之内确定自己是不是精神病态，不妨接受一下测试。很多人显然是经人劝说才去回答问题的。对于日常生活中是否有冷漠无情的表现，以及如何操控他人这些询问，他们在回答时或许在惊恐中掺杂了一丝喜悦——还有对于真相即将揭开的兴奋？大多数人都跃跃欲试地想要知道自己是否真的拥有黑暗的灵魂。或者，相较于平均数值，他们性格中的黑暗系数究竟是高还是低。最后的结果并不意外，真正的精神病态少之又少，我们大多数人，在利己主义和利他主义的观念谱系里，都处于中间位置。

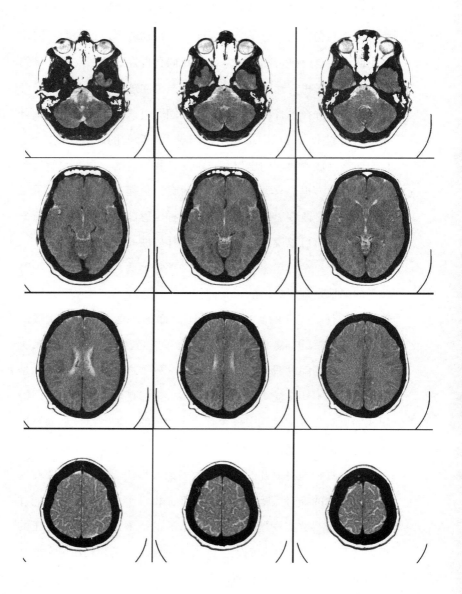

3

想象的大脑

PART
THREE

第 6 章

用想象建构世界：
我们都是图像思维者

这个世界不过是我们想象中的一块画布。

亨利·戴维·梭罗（1817—1862）

2019 年的那个漫长夏季，我和朋友前往西班牙和法国度假。我们驾驶一辆租来的汽车，沿着平坦的乡下道路，尽可能贴着地中海海岸线开，完全置身于一片荒芜到极致的美景之中。我们完成了西班牙的自驾行程后，通过一个无人看守的边境口岸，继续沿着南法海岸向前进发。沿途所看见的当地人，似乎都是一副无所事事的慵懒模样，只有一些季节性工人在果园里忙碌。

在沿海公路上驾车行驶了几个小时后，我们转而深入内陆地区，拐上蜿蜒小道，向奥弗涅-罗讷-阿尔卑斯大区前进。那是法国一个以诸多美丽的风景点而闻名的地区。驶离沿海公路四五十千米后，四周仍然是一片郁郁葱葱的景象。在中途停车的地方，我们还发现了蛇的踪影。在距离阿莱斯镇大约 35 分钟车程的维瓦莱，全长 125 千米的阿尔代什河正缓缓流淌，它和天然的岩石洞穴以及挺拔的松柏一起，构成一幅壮美的景象。作为罗讷河的分支，阿尔代什河也是欧洲最大的天然峡谷的谷底，有些地方的悬崖甚至高出水面 300 米之多。就在拱桥谷（Vallon-Pont-d'Arc）的南部，阿尔代什河击穿了石灰岩，形成拱桥。拱桥是一座天然石灰岩桥，将两条绿色的河岸连接起来，成为一处醒目的自然奇观，也是闻名遐迩的旅游胜地。身为一名现代游客，我自然对这样的美景赞赏有加。车子驶上一条由细沙铺成的小路，留下两道车辙，两旁是笔挺的松树，前方就是潺潺的流水，吸引着我们跳进去凉爽一下。不过，相比于现代人单纯的赞美，以前的人类对这里恐怕怀有更深切的感情。据考证，自从欧洲出现人类以来，阿尔代什地区就一直有人类居住。大约 4 万年前，最早的一批现代智人种群从非洲迁徙而来，并且定居于此。而这才是我们此行的目的——为此，我不得不时常提醒沉迷于美景的旅伴。在欧洲南部的这些地区，现代智人和先于他们到达这里的尼安德特人曾经共同生活过。在前往拱桥的路上，我们看见了尼安德特人在土洞中的住所。

在多石的马赞森林里，阿尔代什的石灰岩之间的狭窄空隙内隐藏着几个相互贯通的大型地下洞穴系统。其中几个颇具地质学或考古学价值。时间倒流回我们租车抵达的 20 多年前，一个深秋，一群法国洞穴探险家深入探索了这片森林。埃利埃特·布吕内尔·德尚（Eliette Brunel Deschamps）、克里斯蒂安·伊莱尔

（Christian Hillaire）和让-马里·肖维（Jean-Marie Chauvet）受法国文化部委托，对阿尔代什的地质情况进行全面勘探。在深入马赞森林的一次探察中，他们有了一个突破性的发现。[81] 肖维描述过此事。当时他们正在经过悬崖边的一块天然平台，另一侧是突出的岩石。埃利埃特·布吕内尔突然感到冷飕飕的寒气从地面的凹陷处吹来。这表明，循着气流的方向，应该有一个更大的洞穴。经过一番激烈讨论，三名洞穴探险家齐心协力，挪开了一些较大的石灰岩，一个之前被盖住的入口露了出来。布吕内尔的体型是三人中最为娇小的，她因此从入口处钻了进去，很快消失在另外两个人的视线中。不久后，他们一行三人通过自己携带的链梯，成功向下来到约9米深的潮湿岩板上。这时他们才意识到，自己正处于一个被钟乳石包裹的洞穴之中，后来的勘探结果显示，整个洞穴长达250米，某些地方高达30米。在黑暗中短暂摸索之后，布吕内尔兴奋地叫了起来：

"这儿有人住过！"

令世界震惊的是，这三位探险家意外发现的竟然是欧洲最早的智人定居点之一。第一批现代人曾利用这个巨大的洞穴度过漫长的冰期。事实证明，这是一个充满创造力的奇迹。洞穴内还保留着人类最古老的艺术宝藏，墙上画满了壁画，其质量之高，令人叹为观止。洞穴东部的一条狭窄通道被称为大角鹿廊道，里面有一组壁画，描绘了各种食草动物，包括驼鹿、马、野牛、史前时代的野山羊，还描绘了石器时代留下的三座抽象火山。洞穴的另一部分墙壁明显经过了刮磨和平整，上面用赭石和木炭描绘了鬣狗、马匹和一群狮子。还有一幅壁画描绘了犀牛争斗的场景，笔触特别生动，让厮杀显得格外激烈。精巧的画工使得这些动物仿佛从岩壁上浮现出来，栩栩如生地移动着。这些岩画生动展示了3万年前至4万年前生活在欧洲南部这些地方的动物群。研究人员很快就断定，这些在手电筒光线下隐约可见的绘画，是早期智人的手笔，而非尼安德特人的手笔。尽管尼安德特人也曾在洞穴中生活过一段时间，但他们绝非岩画的创作者。除了作为智人和尼安德特人的定居点，这个洞穴还曾是洞熊等其他一些已灭绝动物的家园。洞穴的地上还留有一些骨骸，它们似乎是被特意放在那里的。令人称奇的是，洞穴里的画作似乎从未被破坏过，保存异常完好。经过深入探究，研究人员在黑暗的岩壁上发现了一幅神话般的图案：一个赤裸的女性形象，身旁是一头拟人态的野牛。所有这些，都是某种古老的人类狩猎-采集文化的回响，是强大创造力的证明。而这头拟人态的野牛，也让包括格雷戈里·柯蒂斯（Gregory Curtis）在内的一些作家推测，关于弥诺陶洛斯的欧洲神话或许有一个古老的起源。为方便起见，该遗址根据其中一名洞穴探险家的姓氏，被重新命名为肖维岩洞。

考古学家多米尼克·巴菲耶（Dominique Baffier）和瓦莱丽·费鲁利奥（Valérie Feruglio）对肖维岩洞进行了详尽的描述，其岩画艺术之所以令人惊叹，不仅因为其质量高，还因为其年代久远。截至2011年，科学家已经从肖维岩洞的岩画和遗留在洞穴内的火把中，采集了80多个放射性碳样本。这些样本显示，肖维岩洞的艺术创作大致发生在两个时期，每个时期都持续了数百年之久。第一个时期在大约 3.5 万年前，第二个时期在大约 3 万年前。这比鼎鼎大名的阿尔塔米拉洞窟壁画和拉斯科洞窟壁画的出现至少早了几千年。据一些专家估计，阿尔塔米拉洞窟中最早的一些艺术品的创作年份，或许可以追溯到 3.5 万年前，但无可争议的是，纵观世界历史，肖维岩洞内的岩画是现存最早的壁画作品。[82] 出于文物保护的需要，肖维岩洞现已对旅游者关闭。不过，现代游客（比如我和我的朋友）可以在一个仿制岩洞展览中，看到这些艺术珍品的复制品。

不过，肖维岩洞的壁画并非独一无二的存在。在约 2.5 万年前到约 4.5 万年前的所谓奥瑞纳文化时期（也就是法国旧石器时代晚期），生活在欧洲的早期人类狩猎–采集者，就因其留下了创造性的视觉文化而闻名遐迩。他们在岩壁上绘制了大量的画作，最引人注目的莫过于那些看似悬浮在半空中的动物。在法国的拉斯科、屈萨克（Cussac）、派许摩尔（Pech Merle）和尼奥（Niaux），以及西班牙的阿尔塔米拉和卡斯蒂略（Castillo）等地的洞穴里，人们都发现了大量珍贵的壁画艺术品，其中描绘了很多现已灭绝的大型哺乳动物，包括披毛犀、原牛、洞狮、欧洲野马和猛犸象。这些珍贵的欧洲文化遗产，其中相当一部分是在 19 世纪和 20 世纪初由探险家和业余考古爱好者所发现的。西班牙贵族马塞利诺·桑斯·德·桑图奥拉（Marcelino Sanz de Sautuola）于 1879 年在自己的土地上发现了阿尔塔米拉洞窟艺术。而拉斯科洞窟壁画则在 1940 年因为四个年轻人的一次偶然经历（寻找他们丢失的狗狗罗伯特）而得以重见天日。这种早期的艺术成就，为极具创造力的所谓克罗马农人塑造了直观的形象。然而，20世纪90年代之前，肖维岩洞一直不为世人所知。考古学分析表明，大约2.9万年前，一块坍塌的岩石封住了唯一的入口，因此，这个洞穴一直未被发现。

　　和西班牙北部的情况一样，法国奥瑞纳洞窟艺术往往属于自然主义流派，以生物和狩猎为主题。不过，最早的艺术同样包含了纯粹的幻想。其中一个典型的例子就是肖维岩洞里拟人化的野牛。另两幅广为人知的幻想壁画分别是拉斯科洞窟里的鸟人，以及法国比利牛斯山脉三兄弟洞穴里堪称魔幻的壮观壁画：一个具有雄鹿的耳朵和角、人的臀和腿，以及马尾的虚构生物，它位于洞穴顶部，俯视着络绎不绝的现代游客。在一些考古学家和人类学家眼中，这一由多种生物杂糅而成的综合体，充满了欧洲早期艺术中的梦幻、魔法或萨满教元素。以亨利·步日耶神父为代表的一众考古学家在研究初期提出了一种可能性：这些画作是旧石器时代所谓狩猎巫术传统的一部分，旨在摄取大型猎物（比如牛和马）的灵魂，从而使狩猎取得胜利。戴维·刘易斯-威廉斯（David Lewis-Williams）和让·科洛泰（Jean Clottes）等考古学家则在关于史前萨满文化的书中给出了另一种解释：狩猎-采集文化的艺术或许是萨满教的一种表达方式，凸显了欧洲早期移民的精神特质。他们对此大胆地提出假设：克罗马农人的萨满教徒退居洞穴内的隐蔽处，在神思恍惚的状态下描绘出自己脑海中的幻象。

　　无论出于何种原因，克罗马农人的确留下了许多体现创造力的痕迹。在法国和德国的大片地区，考古学家陆续发现了充满艺术感的画作形象，它们均来自同一年代。1932年，考古学家在德国南部的孤山谷发现了拥有3.2万年历史的狮人——一个由猛犸象牙雕刻而成的、洞狮和人的拟人态综合体。后来在该地区，人们还发现了用鸟骨雕刻的笛子（据考证应该也来自同一历史时期）。笛子的出土地点就在狮人雕塑遗址的不远处，它是迄今为止人们已知的最古老乐器：一支22厘米长的笛子，由巨型秃鹫的骨头制成。

近些年来新的考古发现表明，我们现代智人群体的祖先，也就是从非洲迁移到欧亚大陆的那些人，在亚洲开拓定居点的同时，展现了丰富的想象力和艺术创造能力。在印度尼西亚的苏拉威西岛，科学家们发现了3.5万年前早期智人创作的洞穴壁画。在一篇颇有影响力的学术论文中，考古学家亚当·布鲁姆（Adam Brumm）及其同事详细描述了3万多年前在一个名为Leang Bulu Bettue的洞穴中绘制壁画的早期智人，这些智人利用色素、珍珠和工具制作颜料和珠宝，从而形成了属于他们的生活方式。[83] 这些考古发现表明，早期智人的一小部分在离开非洲进行漫长而艰苦的迁徙时，就已经具备了创造艺术的象征性思维，而我们都属于他们的后裔。早期的艺术往往特点鲜明，在走出非洲的全球化大扩张趋势下，他们也不同程度地受到了当地条件的促进和影响。我们完全有理由相信，早期智人已经将他们开拓的新疆土纳入了创作的象征性世界之中。

2018年，考古学界有了更具革命性的新发现：现代智人或许并不是唯一创造艺术的人类。尼安德特人似乎也创造出了一种类似素描的绘画。这一点完全推翻了人们过去的认知。在今天西班牙的至少三个不同地点，考古学家都发现洞穴墙壁上留有尼安德特人绘制的图案。经铀铅测年法证实，它们至少有 6.4 万年的历史。[84] 也就是说，最早的图像应该是由尼安德特人创作的。还有一些研究人员认为，尼安德特人应该属于智人物种。但无论如何，新的发现表明，对于地球上出现的第一批人类以及他们之间的互动，我们的认知和理解必须及时更新和修正。（或许在选择关于史前人类的书籍时，避免一次性大量购入才是明智的选择，毕竟有些知识很快就会被淘汰。）

* * *

关于人类最原始的艺术，尽管存在多种解释方式，但始终无法回避的是，它是有愿景的。在过去 10 万年间的某个时候，我们的祖先似乎已经发展出创造性的能力，至少表面看来，他们的目标和愿景一目了然。作为现存最古老的画作，洞穴岩壁上的壁画，特别是拟人态的动物图像就是最好的例子。在肖维岩洞的壁画出现前不久，5 万年前左右，我们非洲的祖先已经开始用新的方法制造工具。这说明，他们对物体最终的呈现形式有了新的关注点。

在过去的三四万年时间里，自从作为一个新物种出现在地球上以来，我们似乎对图像怀有格外强烈的兴趣，为什么呢？为什么我们人类属于图像思维者？

　　一种可能的解释是，人类视觉系统的运作离不开和周围环境的互动，并且和我们的视觉印象息息相关。在很多情况下，我们都能注意到这一点。之前我们曾阐述过人类的大脑如何在我们所感知的环境中创造出一种人为的颜色恒常性。另一方面则涉及我们的大脑如何填补感觉器官所缺失的信息。一如我之前所提到的，我们的视野中都存在盲点，而盲点处于视线中心旁边约15度的位置，对应视网膜上被称为视神经乳头（papilla）的部位。视神经和眼部血管由此进入眼睛，所以该区域内不包含任何具有感光功能的神经元。如果闭上一只眼睛，同时用另一只眼睛直视前方，你就能间接地观察到该盲点。具体来说，如果你用某一个物体——好比一根铅笔或一根手指——向视野的边缘移动，物体的尖端会在某一小段距离内消失不见。这个区域就是我们的视觉盲点。正常情况下，由于视觉系统会自动将其填满，因此我们不会意识到盲点的存在。我们大脑的视皮质所产生的图像，主要由视野中盲点附近的东西所构成，而我们非常依赖这些内容。若干学术报告显示，相比于视野中的其他内容，我们甚至更依赖这种视觉印象。[85] 如此说来，有趣的并不是视野中盲点的存在，而是盲点的缺失。或许视野中的非盲点才是更合理的说法。这种填充类似于我们视觉中的正常幻觉，在意识中不断进行修饰。

　　类似的空白在我们的视野中随处可见。不妨想象一下，就好比你见到一只半遮挡的动物——从灌木丛后探出脑袋的蛇，或是

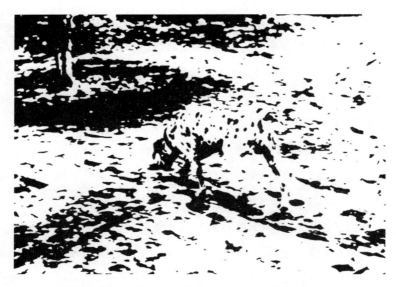

一张二值化图片。你能看到图片中的狗吗？大部分人的答案都是肯定的，这说明我们的视觉系统具有建构性

在栅栏后奔跑的狗。在正常情况下，尽管因为其他物体的遮挡，视网膜上的视觉信号被切割成条状，但我们仍然能够识别整个动物。我们之所以能够看见完整的物体，是因为视觉系统将属于它们的部分分拣出来，然后拼凑到一起。这是一个无意识的过程。我们视野的总范围在150~200度之间，而视网膜对锐度和色彩敏感的区域只占到其中的2度，换言之，对锐度和色彩敏感的区域只占整个视野的万分之一，而其余部分则由大脑描绘而成。因此，我们对整个环境的详尽彩色图像仍有全面的感受。根据不完整的感觉信号，对我们周围事物的整体和细节进行补足和填充，

这一现象被称为感知修复（perceptual completion）。事实上，想要创造完整视觉场景的体验，我们的视皮质只需要来自视网膜的少量信息即可。可以说，我们的大脑皮质是为解释而设计的。原因在于，我们并不满足于仅仅感知到零碎信息，哪怕感官所收到的信号并不充分，我们仍然坚持要对周围的事物形成画面感，包括有哪些对象，以及——更重要的一点是——它们分别在做什么。[86] 为了达到这一目标，大脑必须动用记忆、线索和世界的模型。也就是说，我们看到的并非来自感觉器官的原始信号，而是大脑基于应该存在的物体，对周围世界做出的高级解释。大部分视觉感知（也可能其实是我们所有的直觉体验）的产生，都是源于我们对周围事物进行有理有据的猜测，不然我们眼中应该会看到一个截然不同的世界。

知觉具有建构性这一特点，其实并非人类独有，至少在哺乳动物中是一个普遍原则。例如，刚出生的小鼠在出生后的几个星期里都是盲的，双眼一直紧闭。美国耶鲁大学脑科学家迈克尔·克雷尔（Michael Crair）所率科学团队的研究表明，新生小鼠通过视网膜上自发的神经元振荡来模拟视觉现实——在此过程中，它们始终处于盲眼的状态。[87] 这些振荡波传播到视皮质，并在大脑中继续传播，因此，小鼠就算闭着眼睛也能学会观察。对于视觉系统的正常发育来说，这个过程极其必要。对视网膜和大脑中神经活动的记录表明，振荡波并非随机生成的，而是模拟了小鼠在空地上的移动，就好像小鼠真的在向前奔跑一样。换句话说，小鼠虚构出了现实。此外，小鼠的视皮质也在不断发育，对视网膜的依赖也在减少。也就是说，视觉系统并不像我们以为的那样，完全依赖于外部世界。无论对小鼠还是对人类而言都是如此。

* * *

由于有发达的大脑皮质，我们人类也拥有机智的头脑。在找寻意义方面，我们是当之无愧的专家。一个颇能对此做出解释的概念是"幻想性错觉"（pareidolia）。幻想性错觉指的是大脑对外界的刺激赋予一个实际的意义，而这个意义其实并不存在，所以它也意味着印象的拟人化——包括黑胶唱片倒放时的歌声，从转动的吊扇、淋浴花洒或倾盆大雨发出的声音中透出的说话声，烤焦的早餐三明治上浮现的耶稣像。这个词是德国精神病学家克劳斯·康拉德（Klaus Conrad，1905—1961）创造的。20世纪50年代时，康拉德曾对一系列难以解释的随机印象进行了广泛实验，而且主要以自己作为实验对象。根据康拉德的描述，诱发幻想性错觉的途径之一，就是长时间聆听令人费解的声音，比如广播调频之间混乱的白噪声（他一连听了好几个小时）。完全正常的人，也能够从这种噪声中听到随机的说话声的。另一个例子是，我们会赋予所谓的正弦波以意义。这种例子在网上比比皆是。提前得知会听到什么内容后，我们会很容易对所听见的东西做出解释。

我们的视觉系统同样存在幻想性错觉的现象，这一发现令我非常惊讶。我们人类在随机的环境中会看到很多空泛的面孔和符号。这种情况下，发挥重要作用的大脑皮质区域是颞叶的梭状回面孔区（FFA）。确切说，我们之所以能识别出人脸，靠的就是梭状回面孔区。因此，梭状回面孔区受损就会导致脸盲症（专业术语称之为面孔失认症）。因为脑损伤而脸盲的患者，从此失去了识别脸部的功能。家人和亲属的面孔、熟人的面孔，甚至其他任何面孔，他们统统认不出来。一个因为中风而脸盲的男人，从此再也无法区分他的女儿和妻子。而另一位脸盲症患者由于无法辨认身边的人而感到非常沮丧，决定放弃所有社会关系，退隐成为一名牧羊人。脸盲症常常导致社会性孤立，而对于自己所遭遇的问题，脸盲症患者往往无从解释。因为脸盲并不影响一般的视觉（脸盲症患者能够正常观赏风景，看见汽车、水果等物体），甚至有时，脸盲症患者还能识别面部的一部分。

一篇发表于 2011 年的关于大脑成像的论文表明，在包含梭状回面孔区的颞叶中，能够触发早期活动的，就是那些人们识别为面孔的物体。有趣的是，只要是在形状上符合面部特征的物体，都可以激活梭状回面孔区。这片区域如此容易被激活，意味着我们无论在哪里都倾向于识别出脸的形状。在我们眼中，人脸无处不在，我们除了可以在云朵、墙纸图案、比萨饼盒等简单的物体上看到人脸图像外，还可以在复杂的视觉背景，比如郁郁葱葱的灌木丛、岩石悬崖和茂密森林中识别出人脸图像。甚至，我们还会在月亮上看见人脸。这是一种幻想性错觉，让我们以为看到了人脸，有时，我们还会觉得那人脸正盯着我们。

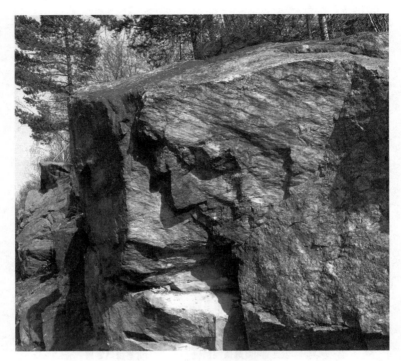

幻想性错觉。自然界中的随机模式会激活我们大脑颞叶中的人脸识别系统

* * *

　　我们的知觉之所以有建构性，是因为人类大脑在进化中，逐渐变得擅长发现对人类有意义的形状和关系。因此，大脑会积极促进对环境的创造。不妨这么说，我们是将内心的形象投射到了外部世界。幻想性错觉所体现的大脑处理过程，一定有助于非洲最早的人类理解和管理周围原本混乱的世界。我们在知觉中所体

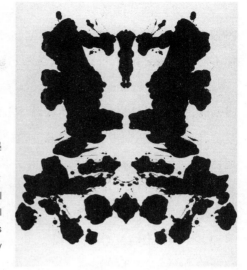

一幅现代罗夏墨迹测验的泼墨折叠画，由安迪·沃霍尔（Andy Warhol）于1984年创作
© 2022 The Andy Warhol Foundation For The Visual Arts, INC./Licensed by Artists Rights Society (ARS), New York

验到的形状，传承自大脑皮质中识别物体和模式的区域。因此，人类的大脑适应了对人类世界的感知。我们现在投射周围环境的方式，和10万年前生活在洞穴和非洲海岸的祖先的方式或许并无二致。

人类很早就认识到了知觉的建构性。历史上，人类尝试过很多种方法让幻象可视化，而这些方法都是基于对模糊和复杂媒介的长时间凝视，这些媒介包括油、水、水晶球、咖啡渣、火和动物尸体。这些方法被用于预测未来，通过大脑皮质中潜在的视觉填充能力激发出戏剧性效果。这种情况下，唤醒感知就好比罗夏墨迹测验，我们必须观察晕开的墨水，并对所见到的图像做出解释。[88]想象力在感知中的参与度，由此可见一斑。

你也可以试着彻底切断印象的来源。用科学语言来说，这叫感觉剥夺。在最近的一系列感觉剥夺实验中（有兴趣的话，你不妨在家里试试看），研究人员阿尔瓦罗·帕斯夸尔-莱昂内（Álvaro Pascual-Leone）及其同事证实了，当视力在短时间内被阻断时，大多数头脑健康的受试者会出现视幻觉的反应。13名受试者被要求戴上眼罩，完全阻隔所有的视觉印象。实验不间断地持续了96个小时。在此期间，受试者像正常人一样生活：彼此交谈、吃饭、打扫卫生、在屋内来回走动。[89] 在刚刚被蒙住眼睛的几个小时里，有几名受试者就已经出现了视幻觉。这些幻觉多种多样，有最简单的几何图案，也有结构复杂的人物、建筑、移动的动物、手、脸和风景。视幻觉的出现和消失都很快，持续时间从几秒钟到几分钟不等。一些受试者还描述了视幻觉逐渐演变的过程，比如由一只蝴蝶幻化成一只游动的水獭，然后又变成了一朵花。这些幻觉的出现，大多发生在他们放松的闲暇时刻，比如听电视、听音乐或聊天的时候。一名参与了类似实验的女性说，实验最初是一段漫长而沉闷的经历，她只能看见一团灰绿色的雾气，"感觉无聊透顶"；接着，她眼前出现了一只手，用粉笔在黑板上记录着貌似数学公式的内容；再然后，场景突然切换到林中空地，"一名少女骑车经过，长发在风中飘扬"。[90] 幻觉似乎有了自己的生命。所有这些都表明，我们的视觉是一个部分封闭的系统。知觉的维持必须依靠大脑其他部分的反馈。无论在闭眼还是在睁眼时，都是如此。

我的兴趣点在于，在这些情况下大脑皮质本身所具备的被激活的倾向性。脑功能磁共振成像结果显示，视觉中断短短几分钟后，视皮质的可兴奋性就会增加。这一观察结果完全符合感觉剥夺实验中出现的幻觉体验，也符合夏尔-博内综合征产生的幻觉描述。其他研究还表明，在脑功能磁共振成像结果中，包括视幻觉在内的幻觉出现的同时，枕叶和下颞叶的视皮质会自发地激活。[91] 感觉剥夺实验中产生的幻觉表明，我们的大脑皮质对于"填补"那些不完整的内容具有高度倾向性。而与之竞争的视觉印象的缺席，似乎提供了更为便利的条件。即使我们在思考的时候，类似效果也会产生：我们所思考的内容，会被与之竞争的视觉印象干扰。这些机制的存在，往往是为了填补视觉印象中缺失的部分。而我们往往对它们的运行浑然不觉。不过，相同的机制也似乎同样会产生内心的画面。

至于我们的视觉（包括我们在打量周围环境和思考的时候）为何会具备创造性，一个较为合理的解释是，进入大脑皮质初级感觉区（即大脑皮质第一阶段处理感觉信息的区域）的神经冲动，很大一部分并非来自感觉器官，而是来自大脑的其他部分。

在这一前提下，大脑中间卵形的感觉传导站（即丘脑）就显得尤为重要。智利神经科学家弗朗西斯科·瓦雷拉（Francisco Varela）曾在美国哈佛大学研究视觉系统，在瑞典科学家兼诺贝尔奖得主托尔斯滕·维泽尔（Torsten Wiesel）的指导下，他意外发现一个确凿的例子，证明我们印象的填充是通过丘脑完成的。丘脑里有许多不同的核团，同时，丘脑也是大脑内部的中转站，来自大多数感觉器官的传入信号，都会先在丘脑传递给下一个神经元，然后才到达大脑皮质。瓦雷拉发现，丘脑中负责视觉的核团（即被称为外侧膝状体的核团，是我们初级视觉区所有视觉信息的来源）所获得的大部分信息，并非来自外部世界。在外侧膝状体所使用的视觉信号中（这些信号就是我们能看见的关键），80% 并不来自视网膜，而是来自大脑中其他紧密相关的部分。[92] 进一步的研究表明，情况的复杂程度超出我们的预料。丘脑和初级视皮质之间的联系表明，我们通过大脑皮质所看见的，主要是大脑中的其他部分，而不是我们周围的环境。无论大脑关注的对象为何，大约只有 20% 的内容来自外部世界，其余的则源于我们自己。这为我们创造了一个适于人类的世界，而且就目前来看这个世界足够真实可信。大脑皮质对我们周围事物的出现概率不断进行评估，因此，我们的知觉更像是一种适应外部环境的受控的幻觉，它有助于我们理解并预测整个世界。

大脑的其他部分，特别是所谓的大脑脚（Cerebral peduncle），则对丘脑中负责视觉的核团起到了抑制作用。如果不以正常强度抑制这些神经通路，外侧膝状体的激活程度就会大大增强，从而填充我们的视野。这就好像在一场小型的私人电影点映会上畅所欲言，而大脑则变得沉默而温顺，充当起旁观者的角色。这些现象，往往发生在对周围环境的印象减弱的时候，比如黄昏时分，这时，丘脑的核团并未受到抑制。不过，如果大脑中起抑制作用的部分（比如大脑脚）受到损伤，视觉系统的一部分也会变得过度活跃，继而产生令人信服的幻觉。由于大脑损伤而出现幻觉的情况，也只会发生在对外部环境的印象变弱的时候，比如傍晚。

法国神经学家让·莱尔米特（Jean Lhermitte）首次描述了这样的幻觉，并将其称为大脑脚幻觉（Peduncular Hallucinosis）。[93] 产生大脑脚幻觉的病患，可能会看见自然界的动物、人、天使或五颜六色的花朵，而这些幻象只有在黄昏时分光线昏暗的情况下才会出现。2016 年，我在重症监护室值班时，接触过一个大脑脚幻觉的病例。该病人是一名女性，患有脑干血管畸形。一旦调暗房间里的灯光，她就会产生视幻觉（她看到过树蛙）。血管的病变，增强了大脑对现实的支配力，从而释放出丘脑在视觉系统中巨大的影响力。

　　来自环境的所有印象都是零散而琐碎的，它们的再现也都是转瞬即逝的。因此，我们也就不难理解以这种方式运作的感知系统所具备的优势。在某些情况下，这种知觉填充会更明显。[94] 如果你曾经探视过罹患阿尔茨海默病的老人，那么你一定不会对这种情况感到陌生。由于昏暗的光线会严重削弱外部印象，所以对于阿尔茨海默病患者来说，他们常常会在黄昏时分感到焦虑，并且在暮色中产生幻觉。我自己曾观察到一个实例：一名阿尔茨海默病老年患者会在病房内对着一株塑料植物长时间不厌其烦地说话。他似乎能感觉到植物在提出反驳或争论，所以说话的口气比较激动。一连几个晚上，我都观察到了同样的状况。（就他的个例而言，这未必是件坏事。毕竟植物不同于照顾他的护士，并不会真的感到郁闷或出言反对。）阿尔茨海默病的病例当然有些极端，不过大多数人或许能意识到，天黑的时候，我们的大脑会从黑暗的犄角旮旯、黝黑的阴影，甚至树叶的窸窣声中捕捉到鲜活的特质。在这种情况下，黄昏幻觉不过是丘脑正常填充的加强版而已。

简而言之，视觉系统中的大部分材料内容并非来自外部世界，而是源于我们本身。这也使得我们成为自身经历的共同创造者。正如美国作家希莉·哈斯特维特（Siri Hustvedt）所写的那样，世界并不是一个"独立于每个人眼神和思想的存在，不是由物质构成的冷冰冰的宇宙"。[95] 而我们和周围的现实也不总会保持一致。

* * *

2015 年前后，我接诊了一名患有夏尔-博内综合征的女性，她就是阿尔瓦。在视皮质受损后，她在损失一部分视力的同时，却看见了另一幅鲜活灵动的幻景，这种景象仿佛《格列佛游记》里的小人国。夏尔-博内综合征是一个有趣的范例，演示了我们的视觉系统是如何运作的。一开始——至少对于我来说——其中的脉络并不清楚，但在和几名患者见面后，我开始梳理出一些模式。夏尔-博内综合征所引发的幻觉，突出了我们视觉思维中的某些重要特征，体现出某些思维的形式语言。或许，这种罕见而古怪的综合征能够解释我们人类为何热爱艺术。

夏尔-博内综合征是以瑞士博物学家夏尔·博内（Charles Bonnet，1720—1773）的名字命名的。他的观察对象是他那 89 岁高龄、双目几乎失明的爷爷。在眼睛和视神经受到损伤后，各种类型、不同程度的失明都可能导致该综合征的产生。它意味着视野盲区内可能出现视幻觉、几何形状、物体或生物。它像一部无意识中不断播放的默片，又有点类似视觉系统中的幻肢痛（或幻影），占据了信息缺失的位置。这些幻觉所显示的，大多是患者从未见过的画面。

　　首先要说明的是，夏尔-博内综合征所引起的幻觉可以具有高度现实性。21世纪初，神经学家兼作家奥利弗·萨克斯在一次视野损伤后就遭遇了这种充满现实感的幻觉。他的右眼因为黑色素瘤而出现局部失明。在视野受损几个月后，他开始意识到，右侧的盲区内会出现图像。如果他用右眼注视一棵枝繁叶茂的参天大树，同时蒙住健康的左眼，填充物会迅速铺陈开来，将盲区变成一片绿色，并赋予这片绿色与树叶相似的纹理。这些图像完全是他周围环境的复制，从而使得大脑中的填充变成一大团不对称的绿叶。萨克斯在自传《心灵的眼睛》一书中描述了当自己睁开左眼，"终于看见树的实际形状"时，一切感觉有多么诡异。[96] 他从位于纽约西村的家中向哈得孙河望去，潺潺流水很快就进入了视觉盲区。这种视觉复制究竟是如何发生的，他始终不得而知。或许，这种机制类似于墨鱼或变色龙的伪装原理。当它们需要伪装自己的时候，它们的外表会呈现出与海底、珊瑚或周围植被相似的颜色和纹理，虽然做不到完全一致，但足够以假乱真。[①] 根据神经科学家约翰·M. 霍维茨（John M. Horwitz）的说

---

① 这一比喻是奥利弗·萨克斯在《心灵的眼睛》一书中提到的。

法，在这些情况下，大脑皮质会从周围的部分视野中复制视觉信息。换句话说，大脑会对看不见的内容进行补充。视力正常者的盲点会被自动填充补足，也是类似的道理。

视觉填充理论让我联想起自己在接受神经病学培训时听说过的一些研究。通过在幻觉发生时利用磁共振成像对大脑进行扫描，研究人员发现，夏尔-博内综合征所产生的各种幻觉，和不同类型的大脑活动息息相关。非具象的简单印象（比如"之"字形团、万花筒色块或雪花）和大脑中早期处理阶段的自发性激活有关，初级视皮质的激活尤为典型。而在产生关于颜色的幻觉时，大脑的色彩中心——V4区——却有激活的现象。也就是说，大脑以系统的方式来进行填充和补足。一个合理的猜想是，在视觉系统的早期阶段，输入信号的中断会增加后期阶段的兴奋性。而后期阶段兴奋性的增强，会自发地引起感知效应。[97]不过，填充效果并不总能完美地无缝衔接。一位局部视野失明的患者看见天空有一群鸟儿飞过。这些鸟儿飞入失明区域（视野盲区）时，却突然消失不见，几秒钟后，它们又在不远处再次出现，方向和速度都一样，就好像凭空变出来似的。

夏尔-博内综合征所产生的幻觉由于来自视觉的正常部分，所以往往合乎情理，足以和完整的视觉印象融为一体，而并无明显的缺陷或不妥。[98]但某些时候，它们也会放飞自我，变得夸张而任性。那些声称自己得到"神启"的人看到的所谓异象，很可能是为了填补视野盲点而自动生成的图像。一个例子就是德意志女先知希尔德加德所拥有的"灵视"能力。我们不妨将大脑的创造比作画家为草图着色的过程。但拥有幻觉并不能和精神病患画等号。虽然他们觉得这些印象源自自身之外（他们坚信自己在这个过程中处于被动位置），但夏尔-博内综合征患者大都不会相信自己所看到的是外部现实。确切说，因为害怕被当成疯子，他们都会尽量避免谈论关于幻觉的话题。

＊ ＊ ＊

正如我们之前所说的，夏尔-博内综合征的幻觉和那种富有创造力的正常现象有关，在那些现象中，大脑会主动为我们正常感官中的空白填充内容。我们通常的体验是，闭上眼睛后想象到的画面，其画面感会特别强烈，但事实上，我们对外部世界的感知也是一个建构性的过程。① 大脑机制在建构性地填补我们对外部世界感知的同时，也从很大程度上支撑了我们精神层面的"内在"观察，这使得我们浮想联翩地展开思考时，现实中并不存在的画面会在眼前活灵活现地延展开来。

美籍印度裔神经学家兼作家 V.S. 拉马钱德兰（V. S. Ramach-andran）在《脑中魅影》（*Phantoms in the Brain*）一书中，描述了一些超脱现实的幻觉，这些幻觉显示出当神经系统受损时我们的大脑所蕴含的惊人创造力。拉马钱德兰的病人是一位 27 岁的农

---

① 有些人双目失明，却浑然不觉。这种意识不到盲眼状况的现象，通常是某种失认症的表现形式。在记录在案的少数病例中，后天失明的患者之所以否认盲眼的状况，是因为他们把想象中的内部图像误认为是对外部世界的感知。

学家，他遭遇了严重的车祸，在剧烈的撞击中，他的头重重撞向前窗玻璃，导致颅骨正面靠近眼睛的地方出现了凹陷性骨折。该男子从昏迷中醒来时，已经住进了医院，被诊断为大面积视神经损伤。损伤导致他鼻尖水平线以下的视野完全消失。最初，他出现了真实的视幻觉，整个视野中（包括视觉区域和盲区）充满了运动的物体和色彩。然而，随着大脑的恢复，他的幻觉也减轻了。幻觉只保留在下半部分的盲区里。在一次例行问诊时，该男子坦言，自己的视野底部始终有一只动来动去的猿猴，问诊期间它就坐在医生膝盖上，非常抢镜。这让他很难专注思考其他事情。

拉马钱德兰接诊的另一位视野存在缺损的患者名叫南希，根据描述，她左眼的盲区内出现了一种二维的线条勾勒的形象，而且填充着均匀的颜色，就像漫画里的形象那样。[99] 极少数时候，这些形象只是一些知名的卡通人物，比如迪士尼大家庭里的米老鼠，或是《大青蛙布偶秀》里的科米蛙（拉马钱德兰打趣说，这存在着潜在的侵权风险）。但绝大多数情况下，南希的幻觉呈现出更自由的漫画创作形式，包括栩栩如生的人物形象和色彩斑斓的图片，这些很容易让她联想到罗伊·利希滕斯坦（Roy Lichtenstein）的画作。

奇怪的是，这些看似滑稽的漫画，成为视觉系统受损后最常见的幻觉之一。这与阿尔瓦跟我描述的情况不谋而合。无论从哪个方面来看，这些利希滕斯坦风格的漫画幻觉都称得上荒诞奇特。究竟是什么导致大脑能够想象出人为痕迹明显的、截然不同于我们用眼睛直观感受到的人物和风景？是怎样的大脑活动（或在哪些大脑区域中），才会产生漫画形象的幻觉，或是利希滕斯坦风格的二维图片？而又是为什么，漫画对我们的吸引力占据了绝对的优势？

对于这些疑问，大脑有自己的合理解释。比如，我们在看动画片时，位于大脑颞叶下部的一个特征相对明显的区域就会被激活。和看到人脸一样，看到漫画人物和动物，以及线条勾勒出的漫画形象，也和颞叶下部梭状回的激活息息相关。对于夏尔-博内综合征患者来说，当产生的幻觉以迪士尼或利希滕斯坦风格出现时，他们的大脑似乎会自发激活梭状回。南希之所以在视觉盲区内看到漫画人物形象，很可能是因为她颞叶中的这部分区域过度活跃。她大脑中用于填补缺损视觉印象的部分，具备专门处理颜色和轮廓的功能，但无法获得深度知觉（比如立体视觉）效果。因此，充斥在南希视野中的图像显得很平面化，缺乏纵深感，而且就像漫画书里一样，都是线条勾勒出的轮廓。[100]

漫画式幻觉引起了人们强烈的好奇心。我们不禁要问：从生存价值的角度来说，在大脑中拥有一个"漫画区域"究竟有何意义？漫画是近现代的发明——顶多也只有几百年历史。对于成形于更新世非洲的人类大脑来说，能够欣赏唐老鸭或罗伊·利希滕斯坦的画作，实在不是生存的前提条件。相比于令人捧腹的漫画，我们的祖先或许更喜欢一把锋利的矛（当然这只是猜测）。不过，也许这些幻觉透露出我们图像思维的某种模式——以及人类审美的某些特点？不可否认的是，漫画形式的幻觉，和我们人类最原始的艺术（包括拉斯科洞窟的壁画，以及肖维岩洞的岩画）的确存在相似之处。

人类为何会出现漫画式的幻觉？或者从更广泛的层面上说，人类为何偏爱图形、素描和漫画美学？要回答这些问题，我们必须了解大脑中高阶段（或者后期阶段）视觉处理的工作机制。对漫画的图像处理，代表以抽象形式反馈的视觉信息。发生在颞叶部分的图像处理，为识别物体奠定了基础，而这样的识别不依赖于角度、照明、阴影、大小和其他动态变化。它创造出简化而统一的视角，无论所处的距离有多远、从哪个方向观察、照明条件或明或暗，我们都能识别出静物或动物。图形、素描和漫画的幻觉都来自颞叶的这一处理阶段。漫画也会和我们的视网膜进行交流，但更多是和停留在这一阶段的视觉抽象物发生联系。因此，当反映在初级感官处理上时，漫画更像是涂鸦的艺术，而非外部世界的真实再现。包括漫画在内的很多艺术创作，目的并不在于从客观意义上忠实呈现光影、色彩、风景和物体的原貌，而是突出和强调静物、生物和风景的核心特征。这一理念之所以行之有效，是因为艺术家和观众拥有共同的人类视野。而不同的图画所展示的，只是艺术家或漫画家不同的观察方式和角度而已。

大脑中不同处理阶段的视觉呈现在各个方面的区别，同样能够从漫画中体现出来。在观察周围世界的时候，我们会同时动用大脑中的好几个部位——在视网膜、初级视觉区（V1），以及包括颞叶部分在内的后期处理阶段，同一个环境所呈现出的面貌都不尽相同。我们的视觉感知，是在这些系统的动态协作之中产生的。

2015 年前后，我在上班和下班路上都会经过的那片美丽的山毛榉林，恰好就是一个完美的例证。无论是在形状上还是在颜色上，山毛榉林都给我留下了深刻的印象，我很容易就能想起来。秋冬季节，山毛榉林呈现出浓郁的绿松石色和灰色，树干光秃秃的，在冷冷的阳光下，用笔直的线条将堆满腐烂落叶的红褐色地面切割开来。春夏之际，山毛榉的树冠泛出明亮而青翠的绿意，暖煦的阳光洒落下来，在郁郁葱葱的林地上投射出令人愉悦的树影。艺术家大卫·霍克尼曾创作过一系列画作，描绘山毛榉林中某个地方四季的样子。他用简单而精练的笔触，准确把握住时间流转的精妙之处，令我震撼不已。在我看来，相比于现实世界的山毛榉林，霍克尼笔下的画面呈现出更真实的渲染效果，仿佛感官世界里由原子和夸克构成的形象的完美再现。他的渲染给人以一种近乎超现实的印象——就好像直接从颗叶中撷取而来。

艺术家的作品之所以能够吸引眼球，其中一个原因是，它们强化了大脑部分区域关于颜色和形状感知的神经结构。因此从某种意义上来说，艺术可谓是大脑视觉模型的外化。巴勃罗·毕加索被引用最多的一句名言，恰如其分地表达了他对此的直观了解："画家的眼睛，可以看到高于现实的东西。"保罗·克利也说过一句经典名言，表达了类似的看法："艺术不是模仿可见的事物，而是制造可见的事物。"不妨这么说，艺术其实是从抽象的视觉中创造出具体可见的东西。

而所谓的讽刺和"刻奇"①的艺术风格，可以被视为源自颞叶的基本视觉形式的放大和强化。比如，关于人脸的讽刺画会过度激活梭状回面孔区。这种讽刺画引发了一种近乎歇斯底里的面部识别反应，有人会评价说"这脸也太夸张了"。②从更普遍的意义上来说，在观察和描绘这个世界时，我们也可以借助来自大脑颞叶的超现实视觉形状和颜色，尤其是调动我们的想象和回忆。这种看待物体和形状的心理方式，或许解释了我们一部分的审美意识。我们的思维形式更接近于艺术和漫画效果，而并非从物理意义上直接描绘出一个"客观的"外部世界。

* * *

近些年来，神经美学方面的理论已经有了突破性的发展。这一理论旨在阐明感知和艺术之间的关系。神经美学的创始人塞米

---

① 刻奇（Kitsch）一词源于德语，通常用来形容过度做作、煽情和廉价的感伤，形式大于实质。一些批评家认为它还有更深层的含义，从自我感动上升为不允许不感动，拥有一种道德绑架的力量。——编者注

② 理论上说，艺术家可以通过夸大人物、物体或面部最典型的视觉特征来完成讽刺漫画。为了创作凯特·莫斯或圣雄甘地的漫画，艺术家会分别综合所有女性和所有男性的面孔，将具有平均水准的特征从他们各自脸上抹去，突出和放大差异。因此，讽刺漫画往往会抓住主人公脸部最具象，最基本的特征，从而有效激活我们的面部识别系统。以同一张面孔为例，对于梭状回面孔区的一些神经元来说，为了欣赏讽刺漫画而激活的强烈程度，要远远高于观看真实照片所激活的程度。换言之，讽刺漫画会诱发梭状回面孔区过度活跃。（一些作者因此将其戏称为"面部色情文学"。）

尔·泽基和其他视觉科学家一起，描述了艺术是如何突出物体在我们视觉中的特点，从而让我们在感知物体时准确地抓住它们的本质的。根据一个较为常见的理论，对于某个物体，如果我们能够很容易对其进行分类，那么它一定具有视觉美感。因为我们默认，美丽的特征，比如对称性，是能够迅速在大脑中被分门别类的。相比于不对称性，对称性所包含的信息更少，因为它更简单，所以我们也更易于感知和接纳它。换言之，我们的大脑在处理时也更轻松。事实证明，人们对于对称性的偏好和文化无关。无论是男性还是女性，身体对称性都和生理健康和心理健康呈正相关。[101] 面部对称性则对异性有着相当大的吸引力。[102] 相比于面部不那么对称的男性，面部较为对称的男性发生第一次性行为时年龄更小，其吸引的伴侣数量也更多。更为不公平的是，我们还会无意识地根据不同文化背景，将一系列正面积极的特征和属性，同身体的吸引力联系在一起。（男性和女性都认为，身体上更具吸引力的人，也更聪明、更善良、更诚实。）甚至连他们下巴的形状，都会影响到我们在其他一系列不相干的领域中对他们的总体判断。

大众审美的另一个方面，和周围自然世界中不变的基本形状以及模式息息相关，这一点在大脑进化所处的环境中表现得尤为明显。进化生物学家约翰·托比（John Tooby）和勒达·科斯米德斯（Leda Cosmides）指出，我们人类特别善于发掘具有美感的事物，并且有证据表明，在我们祖先所生活的环境中，对这些事物的持续关注是相当有益处的。众所周知，人类祖先居住在非洲的原始栖息地，作为大自然的物种之一，我们从那里起源，并在那里完成了大部分的进化历史。或许，人类天生就会对原始栖息地中的重要事物产生特别偏好，因此，我们能够欣赏异性的美，也能从自然现象中感知到美，比如波光粼粼的河流和海洋、绚烂的彩虹、地平线上的日落等等。

当被问及喜欢什么类型的风景时，大多数人都会选择包含水或某种植被的环境。[103] 但在专门谈到植被问题时，大家却表现出令人惊讶的特殊偏好。相比于其他树木，人们更喜欢叶片稀疏的阔叶林或针叶树冠。确切说，非洲大草原上那种零星分布的树木更讨人喜欢，而圆形或柱形的树冠则不那么讨喜。就世界范围来说，即使是在以柱状树木为主的地区长大的人们，也会更加青睐非洲大草原特色的植被环境。[104] 心理学家迈克尔·加扎尼加（Michael Gazzaniga）在 2008 年出版的著作《人类的荣耀》（Human）中，对此做出了一个合理的解释：假设我们身处普罗旺斯地区艾克斯的街心公园，坐在喷泉旁边的长椅上，抬头仰望着稀疏树冠，或许，我们的祖先 10 万年来抬头看见的也是这种树冠。我们的大脑中包含了解码场景的有效程序，因此看到这样的画面，会产生一种舒缓的美感。在史前的很长一段时期里，这些环境对人类的生存和进化起到了积极正面的作用。

我们的视觉系统已经习惯于自然界无处不在的复杂性。面对分形图案和非分形图案，大约95%的人会偏好前者。[105] 所谓分形，是一种无限自我重复的模式。自然界中的大多数复杂性都可以用分形几何学进行阐述。许多自然物体，包括云朵、树木、西蓝花、其他植物、海岸线（甚至神经元），都呈现出天然的分形几何特征。在数学概念上，分形图案的复杂性可以用分形维数（Fractal Dimension，简称 D）进行度量。举例来说，你可以在白纸上画一棵分形树。树冠分支的密度决定了分形树的维数。一张完全空白的纸，其分形维数是 1，而一张树冠分支密密麻麻、几乎变成黑色的纸，其分形维数是 2。如果以分形维数表示的话，自然界中的环境复杂程度则介于 1 和 2 之间。有意思的是，人们普遍喜欢的环境，其分形维数也大致相同，这个 D 值就是 1.3。对分形维数为 1.3 的偏好，既适用于自然环境，也适用于城市景观。[106] 人们的反应更为积极，感到的压力也更少。事实上，我们周围自然世界的分形维数就在 1.3 左右。这么说吧，由于人类的大脑已经适应了周围的自然世界，因此我们更能从这种类型的图案中获得审美满足。

视觉处理过程中自然还存在许多其他先天属性的规则，只是我们浑然不觉罢了。一个关于透视的典型例子就是月亮错觉。月亮错觉是指，相比于夜空顶端的月亮，我们会觉得，地平线附近的月亮和悬挂在树梢上的月亮看起来要更大一些。但事实上，无论何时何地，月亮的大小都是一样的。月亮在视网膜上的呈现没有变化，而要较真起来，悬挂在树梢上的时候，月亮看着应该更小才对。现代解释强调，月亮位于我们头顶正上方时，附近没有其他天体进行比较。这说明，相比于在一个充满物体的空间中观察，我们毫无视觉障碍地仰望天顶的月亮时，会有种距离更加遥远的感觉，因此也会觉得月亮更小。这是一种能够产生纵深感的幻觉。

那么，人类视觉处理的这种先天机制，是否意味着从生物学角度而言，我们所有的审美偏好都是预设好的？答案当然是否定的。虽然大脑的组织结构起了重要作用，但审美经验也受到个人经验的强烈影响。我们的想象力决定了艺术眼光的独到性，而我们欣赏那些新颖独特的个人视角。我们的艺术品位就有一部分与这种新奇感有关。在艺术中，我们还可以用具体的方式表达抽象的情感，从而将情绪和偏好具象化。文化源源不断地为我们提供这些独特体验，而艺术使之变得广为人知。

总而言之，正是因为具备了抽象能力，人类才能意识到，我们并非必须在祖先所处的环境里才能感知自然的美好。我们完全可以用被称为艺术的抽象事物取而代之，至少替代其中的一部分。这一过程很可能是直接同颞叶进行的交流，而我们还浑然未觉。

第 7 章

大脑，永不"关机"：
静息态网络和先天思维

> 对于一个问题，你越是努力不让自己去想，就会越频繁
> 地想到它。

本杰明·阿莱尔·萨恩斯

想象自己身处一片沙滩，陷在躺椅里晒着太阳，微风轻拂过脸庞，一阵又一阵的海浪翻涌到岸边，你不禁做起了白日梦，脑海中浮想联翩。各种场景跑马灯般在你眼前展开，或许你会联想到畅游大海的生物，或许你会记起那些你刻意忽略的烦人工作。突然，一只愤怒的黄蜂落在了你的脚上。你不情愿地清醒过来，将意识拉回现实的世界。你迫不及待地想赶走黄蜂，于是把所有的注意力都倾注在这一细节上。白日梦仿佛遭到海浪侵蚀的沙堡，迅速烟消云散。你生活的主宰变成了这只小小的黄蜂和周围的环境。

就在黄蜂落在脚上之前，你还沉浸在白日梦里的时候，你的大脑中发生了什么？而当新情况出现，感官导致你的大脑切换到紧密关注外部环境的状态时，其间又经历了怎样的过程？

神经科学所做的很多努力和尝试，都是为了了解后一种情况的真相：在我们专注于周围环境各个方面的时候，大脑究竟在怎样运转。至于科研方向为何偏向后者，学界的一种解释是，后者研究起来更简单、更容易。绘制大脑功能图的研究人员，通常会利用大脑成像技术（比如使用磁共振扫描仪）来显示人类在执行特定心理任务时，大脑中的哪些部分会被激活。我们从这些研究中获得了至关重要的知识：当看见面孔、解读图像、感受到强烈情绪时，人类会动用大脑中的哪些区域和网络。当我们进行阅读或计算等活动时，大脑中又在发生哪些活动。

很长一段时间以来，人们普遍相信，在从事活动时，我们的大脑会被激活，从而进入活跃状态。而在不执行任务的时候——换言之，我们和大脑都进入休息状态时——大脑或多或少处于休眠或关机模式，目的在于节约能量。或许，大脑就像未经调频的电视噪声那样？

20世纪90年代，一系列的发现为研究人员指明了一个截然不同的方向。研究表明，当大脑"并不执行什么任务、放松休息"时，其内部仍在进行大量规律的活动。在获得这一重大突破的过程中，一位博士研究生做出了重要贡献。

这位博士生就是巴拉特·比斯瓦尔（Bharat Biswal），当时他就读于美国威斯康星大学密尔沃基分校医学院，刚开始博士研究生的学习不久。他的科研项目是，设法找到某种方式，以便从大脑扫描图像中获得更为纯净的信号。比斯瓦尔希望找出某种参照物，对受试者所执行的不同心理任务进行比较。他假定了不同测试任务中存在一种不活跃的"中性状态"。理论上说，在进行脑功能磁共振成像时，需要依托某种形式的背景作为参照，而这种背景可以从与研究的神经过程相关的神经活动中被删减掉。在实践中，比斯瓦尔对受试者在完成测试任务时以及在休息放松时的大脑图像进行了比较。比如，他让受试者躺在磁共振扫描仪下面，完全放松，不做任何事情，只是盯着面前的一个白色十字架。根据之前的假设，大脑在这种状态下应该有不同程度的"关机"现象。可问题是，这一结果并未发生。

在比斯瓦尔所获得的大脑成像图片中，可以很明显地看出，大脑的某些部分在本应休息时持续进行交流，而且这些交流发生在一个特定的网络之中，在某些区域还出现了强度增加的现象。如果说比斯瓦尔的突破性研究成果是一张残缺的拼图，那么剩下的拼板则出现在 1997 年。当时，一位名叫戈登·舒尔曼（Gordon Shulman）的大脑研究人员及其华盛顿的同事对比了九项不同大脑扫描研究的结果，试图找到让大脑保持注意力的方法。舒尔曼惊讶地发现，研究结果完全颠覆了他的认知：当人们注意周遭环境时，大脑中大片区域的活跃度降低，甚至进入了停滞状态。当受试者静静地躺在扫描仪下休息，什么都不去思考的时候，这些区域反而变得活跃起来。这一结果也验证了比斯瓦尔的发现。

受试者被要求将大脑"关机"（比如，静静躺着，注视面前的白色十字架）时，大脑某些区域的活跃程度出奇地高。在这种放松休息状态下持续交流的区域，主要集中在前额叶、扣带回（额叶的一部分）、顶下小叶和外侧颞叶。这是一种联合区内的网络互动模式。简单来说，当我们无所事事或是感觉百无聊赖时，大脑中的这些强大网络就会被激活。这一结果与研究人员的预判截然相反。

在上述发现的基础上，辅之以其他一些有价值的研究，科学家发现了所谓静息态网络的存在。（相关术语称其为默认模式网络）。[107] 静息态网络是指人类在清醒、闭眼、放松状态下，大脑中所激活的区域。有意思的一点是，它对我们的注意力有着至关重要的作用。研究表明，注意缺陷（比如多动症）患者、阿尔茨海默病患者和抑郁症患者的静息态网络都受到了不同程度的影响。[108] 而且阿尔茨海默病所影响的脑区，和静息态网络有所重叠。

这些研究发现让我们对人类大脑的重要机能有了更全面的了解。[109] 这表明，大脑只要仍有生命力，就永远不会进入完全的"关机"状态。我们不妨把它想象成一座超级大都市，哪怕深夜时分，有些道路和街区也充满了活力。静息态网络是潜在的无意识机制的一部分，有助于我们自发的能动性和联想力的形成。它帮助我们巩固记忆，从而促进学习。静息态网络的活动反映了大脑在"自动驾驶"状态，很大程度上独立于外部世界时的本底活动。因此，该网络涉及前额叶皮质、扣带回、顶下小叶，以及一部分颞叶相互作用的区域。由于它们彼此之间的联系非常紧密，其中一个部分的激活和其他部分的激活息息相关，所以这种交流就像水波一样，能够迅速扩散开来。

　　一个合理的猜想是，静息态网络的活动是人们内在意识流的基础，也奠定了和周围环境并无直接关系的思想、白日梦、回忆和反思的流动性。事实证明，这一猜想基本成立。静息态网络在人类大脑中获得了极大的发展，并且促使我们的思想在不休不眠的无边洪流中肆意流动。其中一个关键点似乎在于，大脑的不同部分通过同步激活而达到"自我训练"的目的，从而有助于我们的内在叙述体验，换言之，这是一种思维叙述的方式。当我们置身陌生的环境或面对全新的状况时，静息态网络活动会明显增强，通过增加内心世界以及内在叙述的力量，我们得以锻炼学习和适应能力。静息态网络和其他网络同样会进行互动。我们大脑皮质中的初级感官区域多以细节为导向，当静息态网络和初级感官区域进行沟通时，我们就会体验到具体的感官上的幻想——比如图片。这是一个积极主动的过程，但我们通常并不觉得费力。确切说，是我们的意识在发挥自身的想象力，而并不需要耗费我们的能量。静息态网络的活动是恒定的。如果我们因为麻醉剂而陷入昏睡，虽然大脑的主要区域——那些接收感觉输入的区域——暂时被关闭，但静息态网络内的交流仍在继续。就算按照正常作息，我们平时在睡觉时，这些部分的网络也仍然保持活跃状态。[①]

---

① 减弱静息态网络活动的诱因并不多，除了对外部世界的强烈关注外，还有包括麦角酸二乙基酰胺（LSD）在内的致幻药物以及"迷幻蘑菇"内的某些成分——它们与意识状态改变相关。一种解释是，正是因为这些物质对静息态网络能够起到抑制作用，所以它们也能诱发自我陶醉的沉浸式体验。

在清醒的日常生活中，我们人类在观察和内省状态中不断切换，对周围不断变化的环境进行思考。这一情况多发生在我们从事机械化的日常活动（包括开车、洗碗、刷牙等）时。当然这也和静息态网络的活跃程度有关。这种情况除了会发生在我们醒着的时候，也不排除会发生在我们接近睡眠的时候——比如我们放空大脑，什么都不去思考的时候。这种情况经常发生。一项大规模研究表明，人们在清醒的状态下，做白日梦的时间占到了大约47%。[110] 这一数据也反映出静息态网络的活动频率。另外有研究表明，这种大脑活动对我们极其重要。静息态网络所设定的背景，对我们的注意力、情绪和学习态度都有影响，而网络的激活程度又受到身体活动和年龄等因素制约，随着时间的推移而产生变化。针对静息态网络这一领域所进行的研究还表明，无所事事、百无聊赖也有其存在的价值。进入无聊状态后，由于缺乏关注，我们的知觉反而会清晰起来，思想也变得更为敏锐。

* * *

白日梦创造了一种对尚未发生的事情的"体验"，因此可以看成我们为未来做好准备的一种方式。或许，有些时候，做白日梦也是逃避无聊的手段。不过话说回来，当我们"发呆放空"时，是什么支配着我们的思想？在芝加哥开展的一项问卷调查中，研究人员向大约500个人提出了一个简单的问题："你现在正在想什么？"结果显示，人们对未来想得很多。模拟未来是我们意识的重要组成部分，我们考虑的很多内容，都和关于未来的积极想法有关。我们会憧憬收获完美的爱情、孩子们在事业和生活中很有出息、和朋友们愉快相处、找到一份理想中的工作、住进梦寐以求的居所。哪怕在思考或谈论过去的时候，我们也会将侧重点放在刚刚发生的事情上，而不是放在很久以前的记忆中。

我们思维中的先天性假设、色彩鲜明的看法，以及先入为主的观念被统称为偏见。当代心理学和大脑研究都对偏见的产生给予了相当的关注。偏见导致我们的思考内容出现可预见的倾向性，一如溪流底部的暗礁和坑洞在表面形成水波和暗流。举例来说，研究表明，大多数人在预判前景时，积极的因素会多于消极的因素。而在思考自己的未来时，过于乐观则被称为乐观偏见。这一点已经在若干研究中得以证实。对于即将发生的事情，人们的预测往往比现实情况要乐观积极。而另一方面，对于负面事件发生的风险，我们又有着相当程度的低估。其中就包括了身患重病的风险。吸烟者会一厢情愿地认为，自己罹患肺癌的可能性远低于其他吸烟的人。金融投资者则认为，未来股市如果下跌，其他金融投资人会比自己承受更多的损失。第一次尝试蹦极的极限运动者会觉得，自己出事的概率要比其他人低。而人们普遍认为，相比于普通大众，自己不太容易遭受暴力侵犯或遭遇自然灾害。[111]父母期待自己的孩子拥有过人的天赋和才能。一旦在职业上获得成功，人们往往将功劳记在自己头上，而忽略了别人的贡献。由于高估自己的能力，职场人士常常会低估完成项目所需的时间。[112]新婚夫妇在规划未来图景时，几乎不会想到离婚的可能。百分之百的新婚夫妇都言之凿凿地表示，自己肯定不会离婚。与之形成鲜明对比的是西方国家令人沮丧的离婚率统计数据。数据显示，约有40%的婚姻关系会以离婚告终。离婚率在结婚第四年时达到顶峰（并且有不断攀升的趋势）。[113]

当然，对幸福和成功的过度期待显然不够现实。但乐观的思想并不只是西方世界的专利。这种特质存在于所有社会之中，并且不因年龄段的改变而有所不同。2005年的一项研究发现，60岁以上的老年人和年轻人一样，都偏向于将半杯水视作半满而非半空的状态。因此，过度乐观是一个适用于普通人的既定事实，也是我们与生俱来的偏见之一。通过对当下处境和未来的积极思考，我们不断给予自己小的奖赏和鼓励，这一点似乎和多巴胺的分泌也有关系。在这种情况下，我们的大脑是无法将幻想和现实真正区分开来的。

为了绘制相关的大脑网络图，伦敦大学实验心理学学院神经系统科学家塔利·沙罗特（Tali Sharot）对乐观的幻觉进行了研究。[114] 在身心健康的受试者乐观地思考未来，思考他们的梦想以及暗暗许下的心愿时，沙罗特的研究小组用功能性磁共振成像捕捉这些受试者的大脑活动，并且获得了若干有趣的发现。根据沙罗特的要求，受试者会分别想象理想的事件（比如一次浪漫约会，或赢得一笔意外之财）和不理想的事件（比如丢失钱包，或者结束一段稳定的恋爱关系）。受试者普遍反映，相比于不理想的事件，他们对于理想事件的体验更为强烈和细节化。正如沙罗特所预料的那样，受试者在对未来进行思考时，额叶中的前额叶皮质起到了至关重要的作用，但在想象理想的事件时，另外两个重要的大脑区域也会被激活。对积极的假设性事件的思考，激活了杏仁核和额叶的吻侧前扣带回皮质（rACC）。这种关联很紧密，学界已经能够做出很好的解释。吻侧前扣带回皮质是连接人类情感、思想和价值观的纽带。我们的注意力之所以会被某些东西（包括和我们息息相关的事物，令人愉快或富有魅力的对象）吸引，吻侧前扣带回皮质起到了关键性作用［这一特质被称为突出性（salience）］，这一作用也因此有助于记忆的存储。事实证明，受试者对于未来情景的想象越是积极，其大脑中杏仁核和吻侧前扣带回皮质的激活就越是强烈，彼此之间的交流也越发频繁。

根据塔利·沙罗特的研究，不同研究对象大脑网络的激活状况极其相似，并不因为年龄的差异而有所不同。这表明，在健康人大脑中，对乐观预期的偏见是与生俱来的，并且应该与吻侧前扣带回皮质和杏仁核之间的连接有关。这就是我们感到乐观的原因之一。静息态网络的存在至少部分解释了，作为一个物种，人类为何非常一致地倾向于淡化和忽视可能的负面结果。同样，对于将来可能发生的积极事件，我们的大脑也进行了夸张和放大。

话说回来，拥有这样一个不切实际、盲目乐观的大脑究竟有何意义？或者这么说吧，我们的自满情绪毫无逻辑可言，这究竟是怎么回事？一个可能的解释是，乐观的幻想有助于我们应对生活中不可避免的挫折和困难，使我们仍然有勇气迎接新的挑战。如果对自己缺乏乐观的幻想，我们作为一个物种的处境或许会更糟——就个人而言，或许生存维艰。事实上，我们情感生活的一个关键任务，就是指导未来的行为。对自己的能力具有乐观幻想，能够极大激励人们的行为，使人们忽略过去的失败，努力追求全新的，甚至是难以企及的目标。比如，在追求潜在伴侣时，适度高估自己的吸引力和魅力或许是件好事，因为这能增加求偶（甚至繁衍）的成功概率。适度乐观的幻觉也会带来更佳的身心健康、更低的抑郁症风险、更稳定的血压，以及更强的赚钱能力。一项关于癌症患者护理的研究表明，排除年龄和健康状况的因素，相比于悲观的病患，乐观病患在 8 个月内死亡的可能性的确要低一些。[115] 在这种情况下，乐观主义可谓发挥了至关重要的作用。神经免疫学领域的一些研究表明，乐观主义或许还和免疫功能的提高有关。简单来说，乐观主义降低了压力激素（比如皮质醇）的水平。压力激素的升高会对免疫系统起到抑制作用。相比于悲观主义者，乐观主义者似乎也更懂得珍惜和感恩。

塔利·沙罗特所绘制的对乐观情绪起重要作用的大脑区域图，还可以从另一个有意思的方面进行解读：在抑郁症作用下，同一片区域会显示出异常的活动。也就是说，尽管沙罗特的研究目的在于对人们的乐观情绪做出合理解释，但她的研究结果同样为抑郁症在大脑中的表现提供了新的见解。在抑郁症患者的大脑中，额叶（激活程度减少）、杏仁核和前扣带回皮质（激活程度同时存在增加和减少的情况）之间的微妙合作遭到了破坏。抑郁症患者因此对未来持有悲观想法——无论是对自己的生活，还是对世界的愿景，他们都觉得沮丧和灰心。这种悲观态度也是抑郁症的普遍诊断标准之一。在现代心理学中，很多人认为，抑郁症的核心障碍并不是从过往经历中受到的创伤，而是对未来扭曲和僵化的想象。健康人所憧憬的未来，会比实际情况更完美、更理想，而抑郁症患者所期待的结果，则比实际情况要糟糕、要悲惨。对于确诊的重度抑郁症患者来说，他们眼中的世界纯粹是负面消极的，甚至很难联想到任何与未来有关的画面。一个可能的解释是，部分静息态网络，还有能让我们的注意力转向有趣、有吸引力或愉快事物的网络区域，在抑郁症患者脑中往往不会被激活。对于悲观主义者来说，哪怕在面对负面情况时，他们也不会感到惊讶，而是会来一句："我当初怎么跟你说的？"因此，他们很难从经验和教训中有所斩获，负面预期则可能成为自我实现的预言。

对于人类的福祉，以及做出决定的能力而言，大脑的乐观主义网络非常重要。虽然过去的事情已经尘埃落定，但未来具有开放的多种可能性。因此，我们可以通过自己的决定，让事情朝着所希望的方向发展。大多数情况下，哪怕只做出一个决定，就足以让我们认为这是最优的选择，而将理智和现实抛到脑后。比如，一旦购入一处房产或一幅画作，我们大脑中的乐观情绪就会开始发挥作用，让我们坚信这些物品会升值，而放弃对其确切市场价值的调研。这一选择由于自带乐观主义的色彩，因此更容易为人所接受。如果人类大脑中缺乏这种基本的乐观态度，我们就会陷于痛苦而纠结的犹豫之中，不断扪心自问"我们的选择真的正确吗？"，从而很难快乐起来。诚然，我们在生活中有时会做出错误的选择，但至少我们的大脑让我们相信，自己的选择是正确的。不过在现代社会中，由于过分强调所有人都有无限选择权这一点，所以对各种选择的权衡比较也在增加，人们也因此变得更加优柔寡断。[116]

对于轻度抑郁症患者而言，他们眼中的世界和未来大多呈现出真实面貌，这种现象被称为抑郁现实主义。如果没有额叶、杏仁核和前扣带回皮质之间网络（即我们的乐观主义网络）的先天性活动，大多数人很可能也会看到类似的世界——一个灰色、平庸，却现实的世界。我们对自己的前景评估也会相对准确。总而言之，轻度抑郁症患者的性格会比其他人更加优柔寡断。

只要随便逛逛任何一家书店的畅销书架，我们就不难发现，乐观主义是一种备受推崇的生活哲学。与此同时，乐观主义者无忧无虑、近乎自欺欺人的做法当然也饱受指责。批评者强调，过于积极的思维会导致对负面事件的准备不足，当事情无法按照计划顺利进行时，乐观主义者更容易受到伤害。在《解药——不接受积极思维的人也能拥有幸福》（*The Antidote–Happiness for People Who Can't Stand Positive Thinking*）一书中，记者奥利弗·伯克曼提到了多项研究，证明了在实现目标方面，乐观主义者所准备的前提条件往往不够充分。过度乐观的幻想有时会让人产生目标已经实现的错觉，从而降低努力争取的动力。乐观主义带来的一个显而易见的风险是，由于无法从周围环境中切身感觉到，我们会低估未来长期抽象的威胁，这些威胁包括气候变化、生态破坏等等。当然，对于积极思维对现实生活的影响，我们应该客观对待，不必高估或神化。对于抑郁症患者而言，对乐观主义的崇拜似乎纯粹是自以为是的表现。不过话说回来，虽然焦虑和担忧会成为变化的起因，但就大多数人而言，乐观主义似乎才是变化更重要的源头。乐观和希望中蕴藏着一种前进的动力，而这正是悲观主义所缺乏的。

如果将乐观主义和悲观主义置于光谱的两端，众所周知的另一个事实是，我们每个人所处的位置，其实存在相当大的个体差异。悲观主义，或者总的来说，我们的基本性格，都与额叶结构有关。它们都是我们与生俱来的特质，并且基本恒定不变。[117]另外就是，相比于女性，男性对未来的思考似乎更为乐观，而且在好几个领域内，这一模式都呈现出一致性。男性比女性持更乐观的态度主要体现在两个方面：对经济因素的评估（包括未来的经济增长、通货膨胀和股市走向），以及对浪漫关系存续的判断。[118]其结果是，哪怕在不同的国家和地区，拥有不同的文化背景，女性投资的风险都低于男性。而另一方面，男性常常高估赢利的可能。对此当然不乏合乎逻辑的解释，比如男性在很多领域都占有绝对优势，但许多研究表明，女性不仅对自身处境的看法比男性悲观，对整体（国家和世界）未来的状况也更悲观。至于这些差异是否能从神经科学方面做出解释，如今还鲜有研究可以提供可靠答案。但我们至少可以做出这样的假设，（除去社会因素）男女在繁衍策略上的不同，或许可以解释他们对未来看法的差异。[119]

不过从广义上来说，男性和女性还是有很多相似之处的。比如，在某些情况下，男性和女性都会夸大悲观情绪。这种时候，对于任何模棱两可的信息，我们都会做出负面的解读。研究表明，我们预先设想的负面事件，其最终结果往往没有假设中那么糟糕。坚信会有坏事发生（而且可能是最坏的情况），正是我们焦虑和担忧的主要来源之一。我们之所以惴惴不安，很大程度上是因为受到了这种想象的影响，而并非现实使然。[120] 可以说，这种两极化的特征，对我们的过度乐观也起到了制衡作用。如果把乐观和悲观比作两个调节音量旋钮，那它们都把声音调大了。换句话说，我们并不擅长保持不偏不倚。原因在于，那些让我们留意到环境中改变（包括积极的改变和消极的改变）的因素，本身就存在不确定性。大脑中的感知和检测系统能够适时地引导注意力，帮助我们规避风险，并找到对我们有利的东西。从进化史的角度看，这一过程能够指引我们的行为通向服务人类的目标。正如哈佛大学心理学家丹尼尔·吉尔伯特（Daniel Gilbert）在《撞上幸福》(*Stumbling on Happiness*)一书中所描述的那样，我们人类并不善于预测未来的情绪走向，也无法预判什么会使自己快乐。在现实生活中，我们人类可以适应各种截然不同的环境。

* * *

这么说吧，尽管我们对自己持乐观态度，但我们心理状态的晴雨表并非如此，换言之，我们并不会认为自己的生活总是晴天。我们对周围世界的评价往往消极负面、充满怀疑，很难看到进步和积极的一面。丹尼尔·吉尔伯特和他的博士生大卫·莱瓦里（David Levari）曾经做过一项研究，并且真切见证了，当积极的因素在环境中变得普遍时，我们是如何改变自己对积极消息的定义的。[121] 随着积极因素的增多，他们要求研究对象对自己认为积极的东西进行分类。他们本以为受试者对积极的标准会更为宽松，但恰恰相反，受试者降低了消极和负面事物的门槛。那种感觉是，我们的大脑仿佛给自己设立了硬性规定，必须不断经历痛苦。（而且一旦旧的痛苦结束了，我们很容易就能找到新的负面消息加以关注。）

另一个为大众所熟知的偏见在于，我们人类对陌生人会毫无来由地持消极态度。尤其是对于不属于自己圈子的人，这一点表现得格外明显。在现代社会中，迫于平等主义规范的压力，公开的种族主义和排外态度有所收敛，但我们的大脑仍会使用种种方法快速识别自己的同类，以及那些不属于自己群体的人。我们通过这些归属性来创造自己的身份。对人类来说，找到自己的群体极为重要，特别是在过去漫长的历史时期，群居都是人类赖以生存的保障。我们大脑的构造，对于创造和维持社会群体简直完美契合。在竞争资源的情况下，它能有效帮助我们建立关系，组成社区，结成联盟。比如，我们从视觉上更容易辨识出属于同一群体的成员。在遇到同种族的人时，我们大脑颞叶中的梭状回面孔区的激活程度会更强烈。而当看见不同肤色的人种时，激活程度会明显减弱。梭状回面孔区如果被更强烈地激活，对人脸识别就更为有利。研究还表明，当我们看到不同群体的成员（比如不同肤色的人种）时，部分杏仁核也会被迅速激活（很可能是处理威胁或恐惧信号的过程中的一部分），而且这一过程的发生在很大程度上是无意识的。

这些抑制机制的存在，促使我们能够迅速将"我们"和"他们"区分开来。这一过程是自动发生的。事实上，杏仁核是个十足的"顽固分子"，需要将近半千克的前额叶脑组织来"规劝"，它才肯承认自己犯了错。在史前时代，当我们与其他种群——或许还有其他人类物种——竞争求生的时候，这种我们-他们的划分可以说意义重大。

有学者认为，种族主义最早产生于我们人类和其他人类物种共同生存的时期，这一观点有一定道理。如此说来，现代社会的种族主义倒也不失为一种遗迹，证明了很久以前，我们并非存在于地球之上的唯一人类——和我们并肩生活的，很可能是对我们构成重大威胁的直立行走物种。然而，我们人类的分组和分类是具有可塑性的。不同肤色的人种也可能被划分在同一个群体之中。如果大家认识或熟悉彼此——举个简单的例子，如果在同一支球队打球，那么群体成员的身份也会有所改变。我们的大脑会根据情况的变化调整分类，在新的前提条件下，群体成员的结构也会发生灵活改变。

不可否认，探究这种自动评估体系是相当有价值的。因为只有了解其运作规律，才更容易避免过于草率地下结论。悲观情绪、乐观情绪、恐惧心理和排外态度都是强大的驱动力，在人类的进化过程中都发挥过有益作用。在杏仁核以及边缘系统的影响下，它们为人类塑造了评价性思维。在很长一段时间内，这种思维方式都很好地服务于人类的生活，但与此同时，它也早就成了先入为主的观念和态度，在现代背景中显得不合时宜、不合逻辑。

可以说在这方面，我们的大脑处于不稳定的制衡状态。尽管我们的思维中存在种种缺陷，但实际上，人类应该是最具可塑性的生物。而同样令人欣慰的一个事实是，对绝大多数人来说，最重要的改变并非源自恐惧，而是源自（错综复杂的）希望。

第 8 章

需要未来的生物：
人类的前瞻性思维

这真是一种糟糕的回忆，只能倒着回想。

《爱丽丝梦游仙境》，刘易斯·卡罗尔

在沃尔特·迪士尼看来，图片是人和人之间最为通用的语言。他认为，人类头脑中构思的任何内容，都可以通过图像作为介质来传达。这一说法未免有些夸张，不过，当想象生活中将要发生的事情时，我们人类的确可以做到具象化。我们的眼前能够出现憧憬和期待的事物，并且在现实生活中完成梦想。只要想象海边的模样，或是假设自己应该选择怎样的裤装，我们就能在内心勾勒出具体形象。看见沙洲上的爪印时，我们的脑海中会浮现出可能的动物种类。① 可以说，我们的思维更具有发散性和联想性。

在过去的 5 万年里，智人的踪迹遍布全球各地，这一进程被称为人类的进步。世界也由此进入了一个新的生物学和地质学时代。不过，人类在世界范围内迁徙的脚步所描绘出的版图，并非一幅祥和安宁的画面。随着人类的定居，体型硕大的大型动物开始大规模灭绝，生态系统发生重大改变。4.5 万年前，人类在澳大利亚大陆的定居，就是其中最早的一个例子。

人类到来之前，澳大利亚是一个未经开发的、宏伟壮观的生物圈。在陆地上占据绝对优势的都是大型动物，包括袋狮、巨型蜥蜴、2 米高的袋鼠、（和可爱不沾边的）巨型考拉、无法飞行却善于奔跑的巨大鸟类，还有重达 2.5 吨的双门齿兽——体格硕大的巨袋熊。我们的祖先智人设法通过漂浮的船只，从现在的印度尼西亚群岛抵达澳大利亚，闯入这一特殊的环境，随之而来的是一系列灾难。人类狩猎、纵火，以破坏生态平衡的方式改变了澳大利亚的自然景观。短短几千年时间里，澳大利亚 24 种体重超过 50 千克的动物中，有 23 种都宣告灭绝。[122] 由于人类此前从未涉足它们的栖息地，澳大利亚的动物因而并未形成对人类的自然恐惧。它们不清楚人类的危险性，所以很容易成为猎物。澳大

---

① 瑞典著名诗人托马斯·特朗斯特罗姆曾在一首广为流传的诗歌中对语言做出如此评价："厌倦所有带来词的人，词而不是语言。我走向白雪覆盖的岛屿，荒野没有词，空白之页向四方展开！我触到雪地里鹿蹄的痕迹，是语言而不是词。"

利亚动物的悲剧还远远没有结束。对于许多如今已经灭绝的动物而言，新西兰和新几内亚的岛屿曾是它们幸福的家园。它们在那里生活了数千年之久，但随着智人在岛上的登陆和定居，这些动物也遭遇了相同的厄运。

在北半球，长毛猛犸象是一个著名的典型例子。猛犸象（分为有毛和无毛两种）在广袤的寒冷地区繁衍生息了数百万年之久。随着人类向该地区的迁徙扩散，猛犸象沦为备受追捧的猎物，数量急剧减少。1万年前，除了北极地区几座荒芜偏僻的岛屿外，猛犸象已经不见了踪影。地球上最后一批猛犸象，栖息在西伯利亚以北的北冰洋的广袤的弗兰格尔岛上，直到4000年以前。在很长一段时间里，弗兰格尔岛对人类而言都是陌生而遥远的所在。不过你不妨猜猜，当第一批人类到达那里的时候，发生了什么？对，最后一批猛犸象灭绝了。

甚至在更早的时期，人类似乎还曾猎杀过其他人类。上新世和更新世时期，也就是约1万年前到约500万年前的地质时期，曾出现过一大批直立行走的人科生物。和人属物种一起生活的还有能够直立行走、身体健壮的南方古猿。从那段时期留下的人科生物骨骸来看，有相当数量的头盖骨都受到了不同程度的伤害，一些有骨折的迹象，还有一些有打洞的痕迹。路易斯·利基（Louis Leakey）敏锐地捕捉到了这一现象，他也是系统绘制这些直立行走的动物分布地图的先驱人物之一。利基的研究表明，造成部分头盖骨损伤的罪魁祸首，正是我们自己的祖先。还有一些事例表明，整个尼安德特人家族似乎遭到了灭顶之灾，并且成为我们祖先的食物。至少从我们这个物种出现开始，成年人类、类人猿与其他人科动物之间的杀戮就已经发生。[123] 相当一部分考古记录表明，石器时代的暴力程度要远远高于现代人类社会。[124]

毋庸置疑，我们人类的历史包含了破坏性的特征。在人类面前孤独灭绝的动物不在少数，最后一只渡渡鸟和最后一头袋狼绝不是个例。不过话说回来，人类出现后的物种灭绝和环境变化，或许不应该全部归咎到我们头上？说不定，我们能找出其他解释，比如气候的改变？

对于伴随人类的全球蔓延而产生的生态灾难，一些科学家试图从自然界中寻找原因。可这些解释存在一个共同的问题：类似事件的发生极具规律性，遍布大大小小的不同岛屿以及人类新征服的地区，并且跨越了若干不同的时代。每当人类到达一个新地方，相似的历史总是在重复上演。在 1 万年前到 2 万年前我们向北美洲和南美洲进发的过程中，灭绝的情况尤为明显。随着人类向南美洲和北美洲逐步推进，短面熊、乳齿象、始驼、始祖马、大地懒这样的动物也相继灭绝。无论在地球哪个角落，这些动物的大规模灭绝和消亡都是如此迅速和一致，如果将人类影响的因素排除在外，实在很难找到其他合理的解释。用历史学家尤瓦尔·赫拉利的话来说，事实上，人类的史前历史让我们看起来像是生态连环杀手。这一切发生得颇为系统化，并且跨越如此多的时代，如果给人类的史前历史加一个标题的话，恐怕"无辜"两个字是绝对不合适的。

尽管这段历史有点亦正亦邪的意味，但不可否认的是，我们手上的血迹表明，智人对未来的思考能力在不断提高。拥有对未来的预见性，使得人类不仅能够预测天气情况，提前囤粮准备过冬，还使人类掌握了诱捕和狩猎其他动物的本领。

* * *

智人之所以能够迅速发展壮大起来，一个重要原因是拥有认知"软实力"，从而得以思考未来。就预见未来的能力这一点而言，我们的前额叶脑区发挥了尤为重要的作用，同时，它们也可以对我们的许多行为变化做出解释。比如，发达的思考未来的能力会孕育出生命长度有限这一认知。一系列证据表明，早期人类对死后的生命进行过思考，而其他动物从未达到过如此的思考高度。从智人（甚至可能包括尼安德特人）遗留下的物品中，我们可以发现祭奠仪式的痕迹。[1] 在以色列卡夫泽洞穴（Qafzeh Cave）的智人墓内，考古学家找到了墓葬仪式所使用的祭祀物

---

[1] 由于一些考古发现，人们不禁怀疑，在大约 3 万年前，与欧洲现代人类共存的部分尼安德特人族群中，已经开始举行祭奠仪式。在现今法国旧石器晚期遗址 Combe-Grenal 和 Abri Moula 的定居点内，考古学家从尼安德特人的骨骼遗骸中，发现了锋利石斧削磨的痕迹。一开始，考古学家将其解释为尼安德特人吃人的证据，但在对其他骨头碎片进行了进一步检查后，考古学家做出了不同的解释。一些分析认为，这些痕迹更像是剔尸二次葬（excarnation，出于宗教原因，剔除死者的软组织和器官后，将尸骨和器官分别下葬）的结果。也就是说，尼安德特人所举行的祭奠仪式，或许遵循了古老的剔尸二次葬的传统，这一做法在伊朗和中国西藏都有渊源。当然，这些解释至今仍然存在争议。

品，包括赭石和鹿角。这些文物约有 10 万年历史。智人在 10 万年前到 13 万年前建造的已知最古老的埋葬地点，也为墓葬仪式的存在提供了间接证据。考古学家推测，坟墓中的祭祀物品是早期智人信仰死后生命的客观标志，当然，对此我们并不能百分之百肯定，只能依靠想象来猜测我们的祖先是如何设想来世的。但不可否认，他们的大脑中已经形成了一些想法。这些坟墓证明他们对死亡是有意识的——一些人类学家认为，古代的埋葬地点及出土文物，是早期人类对未来进行高级思考的最可靠迹象。

在大规模社会性族群中进行策略规划时，或是在组织狩猎时，前瞻性思维——对未来进行思考——都能起到积极作用，同时这种思维也让工具的使用变得更为容易。换言之，前瞻性思维创造了跳脱出眼前环境的可能性。从时间节点上来说，人类制造石器的最早证据（暗示了人类对未来有所思考）也和早期人类大脑的发展和增大相吻合。这一结论是科学家从头骨化石的形状中推断出来的。史前时代人类脑容量的增加，主要是前额叶增大的结果。对事件进行梳理串联以及协调活动的能力，很可能结合了工具和语言的使用，为早期人类提供了决定性的优势。这一过程一旦起步，就会加速发展，突破所有限制。其他动物也只能望尘莫及。早在生活在非洲大草原的时候，我们人类就已经遥遥领先。

＊ ＊ ＊

心理学家马丁·塞利格曼（Martin Seligman）在《未人》（*Homo Prospectus*）一书中提到，现在和过去都是干扰因素。[125] 人类对未来进行思考和幻想的能力，才是获得幸福的关键。许多人认为未来是灿烂而光明的，所以通过思考未来，他们能够变得快乐。而探索和寻求奖励（往往是可预见的回报）的愿望，证明了想象力在我们文化中占据核心地位。从这个意义上说，人类崇尚一种以未来为导向、靠多巴胺激活的文化。作为一个社会，未来是人类共同的关注点，所以我们所投资的，是集体的想象力。

从个人角度出发，思考未来的价值和意义一目了然。由于我们头脑中的"独立"形象能够指导言谈举止，所以对未来的思考提高了我们对新环境的适应力。这一过程的实现，实际上是创建了一个虚拟的平行世界，在那里我们可以看见新环境中会产生的结果、效应或原因。我们利用这些平行世界去探索、准备和处理新的印象，并且了解可能的风险，找寻解决方案。平行世界可以容纳无限宽广的未来，也是我们人类大部分时间的栖身之所。

想象力思维存在个体差异，这是现代研究中很清楚的一个结论。有那么一部分人，其显著特点是完全无法看见脑中的视觉画面。他们的头脑中很少浮现出画面，他们似乎更偏向利用一般的抽象概念和语言的方式进行思考和回忆。这种情况被称为心盲症（aphantasia），据统计，这一现象在成年人中所占比例约为 2%。[126] 而且对于某些人来说，心盲症似乎具有遗传性。

不过，更为常见的是和心盲症截然相反的另一个极端，一种超级幻想——你想象中的场景会以极其清晰的方式在眼前一幕幕上演，其中充满各种细节，就好像坐在电影院第一排观赏大片一样。心理学研究中，对具备这类思维的人群的描述是：拥有强烈而丰富的想象力或一种"容易产生想象力的人格"。这类人群阅读书籍时，眼前会浮现出细致入微的场景。当听闻他人受到伤害的悲惨经历时，他们或许会因难以承受而眩晕。这类人群往往难以区分幻想和现实，有时甚至终生沉浸在幻想的世界之中。有些时候，他们的幻想极具侵入性，以至于成为日常生活中的困扰，影响到内心世界和外部世界之间的力量平衡。具有丰富想象力的人，会将很多时间花在想象的世界中，相比于其他人，他们也因此拥有了更多超越性的体验。他们在幻想时，大脑激活的强烈程度，以及外溢到初级感官处理机制的趋势，或许都会影响到这些特点的形成。而且和其他人相比，他们很可能获得更强的安慰剂效应，[127] 以及另一个有些另类的特点：他们不用依靠普遍意义的生理刺激，也能获得性高潮。对他们而言，只要幻想一下性感的人或亲密行为就已经足够。这些行为虽然奇怪（真不知道它们是如何神不知鬼不觉地融入日常生活的！），却能让人窥见思维和我们身体体验之间的联系有多么密切。事实上，对于我们每一个人而言，思维和身体体验之间是一种相互影响、相互作用的关系。我们身体的状态，同样能够逆向影响到我们的思考方式。[128]

有些时候，在对人类思想的探索过程中，我有时会觉得自己在从神经人类学的层面研究想象力。这一领域仿佛一座恢宏的建筑，拥有无边的后院，而我正沿着边缘摸索前行。我试图了解人类思想在头脑中成形的实际过程和原因。我们人类对不在眼前的事物进行思考时，为何需要如此具体的细节？当我们思考时，为何会有种图像和感官印象"入侵"的感觉？一种解释是，这和我们的感官机制有关，或许在大脑受损时表现得尤为明显。我们的视觉化或心智化过程会遭到破坏——而且受到影响最多的往往是头脑中的感官处理区。这恰恰表明了我们使用的是大脑中的哪些部分。

举例来说，如果负责面部感知的梭状回面孔区受到损害，就会导致俗称的"脸盲症"，也就是专业上所谓的面孔失认症。尽管视力正常，面孔失认症患者却无法识别其他人的脸。有意思的是，这往往会连带导致他们没有能力对面部进行思考。可以说，患有面孔失认症的人在辨识面孔方面的"无能"，既体现在心理层面（包括在思想和记忆之中），也体现在对环境的观察方面。他们思维中的面孔是模糊不清的。学界对此给出的解释是，在视觉层面和思维层面辨识人脸的能力，需要动用的大脑中的神经元和网络是完全相同的。因此，在视觉层面和思维层面，该能力都会以同样的方式受到损害。

我们来看另一个因为脑部受伤而无法识别颜色的例子。专业术语称之为皮质性色盲（cortical achromatopsia）。52 岁的 A. R. 是一名居住在加利福尼亚的患者。在一次轻微的中风后，A. R. 出现了小范围的局部色盲情况。色盲区域位于左上方视野的一小部分。磁共振成像结果显示，一个豌豆大小的梗死区域，恰好位于他大脑右侧的一个高级视觉中心。导致颜色识别能力缺失的这种脑损伤，同样会影响到思维。患者思维中的画面也如同其眼中的外在环境一样失去了色彩。患者往往用"令人沮丧"描述病情。无论在外部视野还是在内在思维中，人、食物和风景都会呈现出同样的烟灰色，西红柿黑乎乎的，香蕉和橙子灰扑扑的，让人难以下咽，甚至让人不愿多想。不仅无色，而且无味。就连视网膜性偏头痛在发作时，也会被剥夺色彩。皮质性色盲患者在思考中，常常会遭遇头脑中灰黑色一团的困扰。尽管如此，他们在颜色词语的使用方面仍然没有任何障碍。曾有病例显示，视网膜性偏头痛患者在夜间做梦时经历过部分阶段视觉缺失的情况。在梦境中的部分阶段，他们的视觉中出现了"盲点"。

在想象、思考和观察外部世界时（甚至在梦境中）所遭遇的知觉障碍之所以和脑损伤以同样的方式同步发生，是因为我们观察外部世界和发挥想象力时，所使用的是相同的大脑部分。也就是说，我们的想象力和我们的内在图像，有一个实时的、具体的感官延伸。我们想象的过程，也是真正"看见"的体验。比如，当我们内心想象眼前出现明亮的光线时，瞳孔事实上也会开始收缩。[129]虽然我们在思考时，同样会使用视觉以外的感官，但视觉的影响力更为重要。

在幻想的时候，我们当然可以通过大脑成像，从而得出更科学的结论。在对事物进行视觉化处理时（比如，想象眼前有一棵大橡树，或是一头在抓鲑鱼的熊），我们大脑枕叶中下级的视觉处理区会被激活。在对空间中不同物体的关系进行视觉化处理时，被激活的则是后顶叶。[130] 当你在观察环境中类似的事物时（就好比说，你正好看见一头在抓鲑鱼的熊），大脑中被激活的也是相同的区域。一些人视觉处理通路中靠前的视皮质区域（比如初级视觉区）的激活程度要更为强烈，据他们描述，自己在视觉化处理过程中，所看见的物体具有很高的清晰度。[131] 由于这些感官区域所提供的图像更为清晰，所以激活这些区域后看到的画面会比这些区域没有参与时更清楚。就初级视觉区而言，相比于小体积的物体，大体积物体的视觉化处理也会激发更广泛的活动。[132] 可以说，我们在思考和想象中的"独立"观察和体验，以一种具体的、生物性的方式对大脑处理感官输入的系统进行了再利用。[①] 其实，如若不然，反而才显得比较奇怪。由于不再需要重新发明认知，大脑正是通过这种方式节约了宝贵的资源。

对于我们来说，想象是一种生理层面和思维层面的现实。利用想象，我们可以让感觉、想法和模糊的直觉变得具体化。不妨这么说：思考让感官重焕生机。思维可以通过想象力调动我们的感官，使得我们的内心世界和外部世界呈现出同样真实（甚至更为真实）的面貌。认真分析起来，倒也不难找到合理的原因。对于人类来说，内在的现实必须足够具体，才能指导我们的行为和目标。这是通过若干机制实现的。人类和其他哺乳动物的神经冲动可以在大脑中逆向传导，即从联合区传向更初级的感官区域。

---

① 同理，当我们经历令人作呕的恶心体验（比如吃蟑螂），甚至只是联想到这件事的时候，我们的不适感也会以类似的方式激活大脑。

通过这种方式，高级区域可以驱动初级区域的激活。这些过程虽然能为我们的感知填补外部世界的不完整感，但对人类而言似乎也存在一个副作用：我们在思考的时候，通过联想能够自发激活这种补足，然后逆向激活感官，从而绘制出内心图像。

当然了，想象力和外部感知之间同样存在差异。如果说外部感知让我们相信外部世界客观存在的真实性，那么想象力的架构则更为自由、更为主观。我们的眼前能够展开一系列事件（比如，我们打算狩猎大型猎物），或浮现出纯粹的神话生物（比如斯芬克斯或半人马），与此同时，我们很清楚这是内心的想象。我们还能看见许多不真实的东西：云层中一扇敞开的门，戴着银色头盔的考拉，长着狗头的大鸟。所以从某种程度上说，想象是富有意义的，它充满象征性而且抽象，但来自外部世界的感知则不然。不同于记忆和外部感知的另一点在于，想象能够描绘出我们从未亲见或从未亲历的东西。[133] 也就是说，想象力包含了一种外部感知所缺乏的自发性。它是一种认知上的成像过程，既可以画出理想的画面，也可以画出不理想的场景。我们在计划和思考未来时，或是对尚未发生的事情感到担忧和焦虑时，都会动用想象力的这些部分。想象力是由我们的思想内容和情绪塑造出来的，也是意识具体化的映射。因此，我们可以将想象力称为认知知觉。它是一种能够在思维中讲述故事的感知能力。

想象和外部感知的另一个区别在于，想象是一种有意识的排他行为，换句话说，想象仅对自己可见。实际上，我们想象的内容往往极其私密，因此我们必须严格甄选想要分享的对象。而对于这些内容，我们会觉得至少负有部分责任，这也是清醒时的幻想和做梦时幻境的区别之一。在梦境中，我们会忽略自己的存在，或是至少，会将自己放在被动位置。[134]

* * *

总体而言，想象力对于人类的进化至关重要，也是人类很多重要功能的基石。想象力通常具备激励作用，反映出我们对于现在、过去和未来的欲望或想法，并且将意志或要求具象化。无论我们的想象是否现实，情况都是如此。想象力也是我们探索未知领域和艰难险境的试验场——我们对未来的想法，就构成探索的一个方面。我们的探索偶尔会采取中立的态度，但往往带有强烈的感情色彩。因此，想象力是对世界的一种模拟，也是对我们虚构中的现实的表述。我们通过不断重塑这一草图，试图理解自我，理解自身所处的环境和背景。在视觉和情感层面，想象力都是解决问题的方式，这也是其存在的目的之一。想象力有助于我们自发地计划、处理和学习正在经历的事情，所以从大脑和进化的角度来看，想象力无疑带来了很多益处。想象力塑造了我们的大脑网络，促使我们以非常具体的方式去学习知识。哈佛大学的阿尔瓦罗·帕斯夸尔-莱昂内教授及其同事曾开展过一项研究，清楚地展现了想象力的运作机制，这项研究细化到突触一级。研究期间，他们要求实验对象想象自己每天弹两个小时的钢琴，事后对他们做大脑成像，结果显示，持续的钢琴演奏想象已经对大脑进行了重塑。控制手部动作的运动皮质已经有所扩大，并接管了新的部分，那感觉有点类似草坪上蔓生的蒲公英。这一结果说明，想象力能够让我们进行深层次的学习，并且在大脑中留下结构性痕迹。

人类想象力的革新性属性之一，正是它能够通过思考不断对大脑进行重塑。也就是说，想象力和大脑的变化能力有关。想象力也促使我们自发进行练习和尝试。

我们通过想象来展望未来和反思过去。因此，想象力有助于我们从独立事件中进行归纳，得出经验和教训。归纳的特点往往显而易见。我们所思考的内容（包括人在内），在思维中可以同时以过去时和进行时存在，从而具有概括性。在联想到父母时，我们既会想到年轻时的他们，也会想到年迈时的他们。在看到胳膊和手放在桌上时，我们或许已经在脑海中想象过从不同角度看时它们的姿态，这在外部视觉中是难以实现的。因为有了想象力的存在，针对某一个既定事实，我们可以从不同视角进行思考和审视，从而更好地去理解。通过这种方式，我们不断调整和改变内心的想法。所以，想象力意味着无休无止的重建。而这种持续的尝试，也给予想象力一种治愈的力量。①

从另一个层面来说，想象力所服务的是一个集体目的。借用美国古生物学家兼作家斯蒂芬·杰·古尔德（Stephen Jay Gould）的一句话，我们人类是懂得互相之间讲故事的灵长类动物。我们

---

① 人类的幽默感也具有类似功能。

天生就擅长讲故事，并且享受讲述事情的机理。我们所讲述的故事多种多样，比如人类究竟来自哪里、世界是如何形成的、英雄为何能打败野兽，当然还有林林总总平凡普通的事情。我们的想法和故事都富有感染力，而它们的传播扩散正是依赖了想象力。当一个故事结构完整时，它传播起来通常更为有效。而面对问题或困境时，富有感染力的结构往往是一个意料之外的解决途径。这种结构的故事讲述，拓展了大家对社会的普遍认知，对我们所有人的学习都是帮助。正如阿帕奇印第安人本顿·刘易斯（Benton Lewis）所说，故事就像利箭一样，射穿我们的内心，引导我们选择正确的生活道路。纵观世界各地的神话，其中一个共同的主题恰恰反映出我们人类思维中的前瞻性特征，那便是我们必须经历蜕变，跨越重重阻碍，才能进入生命中的下一阶段。这说明了变革的动力在人群中普遍存在。包括约瑟夫·坎贝尔（Joseph Campbell）在内的一些作家都坦言，许多的神话故事在这一点上呈现出惊人的一致性。我们的文化是由这些符号和故事所创造和维系的。而想象力就是知识传播的载体。它为社会注入的不仅仅是独创性，还有促使我们团结一致的思想。在人类文化中，这种思想有时会发挥强大的影响力。

* * *

人脑中的几个区域和网络对于想象力和思考未来具有十分特别的意义，而且对于想象内容的可视性和持续性也起到重要作用。之前我们曾提过，人类大脑皮质中感觉区域的交界处被称为角回。角回周围的区域，和我们反思性思维的产生以及视觉化效果息息相关。当幻想和思考未来时，我们也会动用我们的整个静息态网络和我们的记忆（包括海马这一结构）。^① 因此，我们利用记忆所展开的不仅是逆向思考，而且还是前瞻性思考。强烈的记忆究竟如何影响我们的想象力仍然未知，但可以肯定的是，记忆发挥着不可或缺的重要作用。

此外，我们大脑额叶的前部（即前额叶皮质）也起到了决定性作用。相比于其他动物，人类的前额叶皮质是大脑中变化最大的部分之一。它有助于从宏观上掌控我们的思想生活。研究表明，前额叶皮质对一个人的注意力、动机、目标和个性都有重要影响。它负责做出计划、反思和质疑。正如大脑科学家罗伯特·萨波尔斯基（Robert Sapolsky）所言，如果挑战困难才是正确选择的话，前额叶皮质的工作之一就是让我们选择较为困难的那一条路。我们的"等一等或许还有更好办法"的大脑皮质会发出一个小小的声音："如果我是你，我就不会这么做。"前额叶皮质帮助我们处理相互冲突的信息，促使我们能够有条不紊地朝着既定目标前进。¹³⁵

这种方式让我联想到自己曾读过的一些关于额叶的有趣研究。大脑成像结果显示，当我们人类试图保留部分工作记忆时，

---

① 当我们回忆事件，或憧憬幻想的时候，海马的前部是大脑中会被激活的少数区域之一。但值得一提的是，相比于回忆，我们在幻想时，海马的激活程度更为强烈。

外侧的前额叶皮质和大脑的其他区域之间会产生联系和沟通。这种沟通控制了我们的思考。打个不恰当的比方，这就好像我们为了获得某个信息，而选择去图书馆的某个区域进行查找一样。比如，如果前额叶皮质交流的对象是大脑后部关乎视觉感知的区域，那么大脑在工作记忆中就能为我们保留特定的视觉信息。前额叶皮质和大脑其他区域的合作方式，决定了我们在思考问题时所保留的工作记忆的内容。

也就是说，当我们朝着某个方向引导思维时，前额叶皮质会

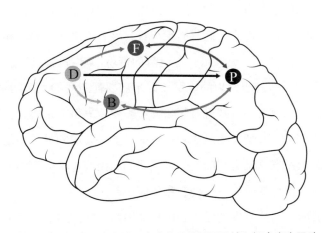

当我们试图保留所思考的内容时，大脑皮质的不同区域之间会产生互动。如果一个人将某个短语默记在心，并没有将其大声朗读出来的话，外侧前额叶皮质（D）就会在额叶的语言处理区——布罗卡区（B）——触发某种关联的神经活动。而如果一个人在脑海中进行空间定位，那么外侧的前额叶皮质（D）和参与控制眼球运动的额叶眼动区（F）就会同时被激活。一起被激活的还包括顶叶中与空间定位有关的部分（P）

在很大程度上影响到定向注意力。它创造出一种受控的积极想象形式，这种想象形式是我们工作记忆的组成部分。这部分的想象力和外侧额叶的激活有关，在一定程度上受到注意力的控制。它的维系需要依靠精神力量。我们内省的程度——我们对自己和周围世界的反思程度——和额叶中灰质的大小同样有着密不可分的关系，这也体现出额叶的重要性。[136]

　　我们大脑中的不同系统，或多或少地参与了想象力的不同方面。我们想象力的另一部分，和白日梦、具象思维以及洞察力有关，自发性更强。这一部分主要源于静息态网络，同与感官相关的联合区也有密切联系。确切说，它关乎感知的补足程度（即大脑对我们的感官进行"填充"的程度），因此比受额叶控制的想象力部分更难以左右。它具有反思性，并且有助于学习，相比于额叶控制的部分，更像是一种清醒的梦境。具备自发性这一点，意味着这一部分想象力的维系，并不需要耗费我们太多的精神。也就是说，以这种方式进行想象并不需要依靠努力来实现，而且在此过程中，我们反而是比较被动的一方。我们和世界的任何互动，都会激发这种类型的幻想。当我们对周围环境或不同事件进行比较或反思的时候，这种想象便应运而生。

　　有时，一如自发的联想和白日梦那样，我们在这种思考中能够更多接触到大脑中的"背景"，但由于效率的原因，这些背景并不会以全貌呈现出来。我们因此得以接触到存在于意识边缘的未被反映出的内容。

　　我们不妨将想象力主动可控的部分（即额叶所控制的部分）

比作手电筒。设想一下，假如你正置身于一座黑漆漆的森林，树木、动物、灌木，以及不知名的物体都隐藏在黑暗之中。而想象力主动可控的部分，正是射向森林不同区域的手电筒。而想象力自发的、不可控的部分则是森林的外部环境（树木、灌木、动物等），它们在手电筒的照射下变得明晃晃的。想象力不可控的部分——手电筒对准时才清楚可见的背景——是不断变化的。这是一个在视线范围之外持续变化的环境——这种积极的变化已经超出了我们意识和控制的极限。

可以肯定的是，想象力建立在彼此不同却相互影响的大脑功能之上。它使得我们自发地进行思考。奇怪的是，我们会经常感觉，这种思维从本质上来说就是我们自身，同时我们又可以将自己从这种思维中抽离出来，对它填充到我们脑海中的内容进行反思。这么说吧，想象力就是我们的化身，而我们正站在自己面前感知、体验，同时用注意力进行检视。想象力是一个思考物，因为我们在思考某个对象的时候，我们自己就是那个被思考的对象。这显示出一种精神层面的悖论。我们还能感知到，自己控制着头脑中图像和联想这两支浩浩荡荡的队伍。比如，当我们专注于某个特定念头，或是由此产生的其他想法时，我们是知道自己正在控制自己的意念的。这在想象力受注意力控制的部分中表现得尤为明显。然而这两个系统中都存在着一个至关重要的不可控因素。因此，想象力会创造出我们有时无法预测的图像、故事和印象，让我们大感惊讶。

当然了，想象是一种意识现象——它是能立刻浮现在我们眼前的东西。但其实，你的想象很多都是无意识的，只是大脑中一种处理过程的结果，有可能是某些不确定的情况，也有可能是重要事件发生之前的准备。我们对想象的体验，是新知识在大脑中更新迭代过程的结果。所以说，想象是先于意识产生的。想象来自大脑天然形成的构造，以具体形象出现在我们的思维之中。我们自以为能够掌控想象的方向，然而想象却总是不费吹灰之力，自发地出现在意识之中。有时，我们对想象透露出的信息产生的浓厚兴趣，甚至让我们感到可怕——那种个人化的色彩是如此真实而强烈。

当我们进行反思，或任由思绪随意游走时，大脑庞大而自发的活跃网络中不可避免地会存在混乱的激活现象。反思是一种状态不断被另一种状态取代的动态过程。由于我们的大脑是自然界的一部分，这种情况并不罕见。静息态网络和大脑中其他主要网络的激活状态，类似于大自然里天气的变化、水流的缓急，或是一个国家繁荣兴盛的景象。从这个意义上说，我们的思维更像是意志、生物性和混沌的美丽结晶。

* * *

奇怪的是，对这些过程起到重要影响的另一个因素，其实是一种分子。关于这种分子，我们在之前的论述中已经提到过好几次。当我们使用额叶进行计划、憧憬和反思的时候，我们会受到神经递质多巴胺的影响。该分子的影响力比很多人以为的要大。它的作用，有点类似于瑞士军刀。边缘系统（大脑的感觉网络）

和前额叶皮质呈现紧密交织的状态——而连接边缘系统和前额叶皮质的，正是大脑中的多巴胺通路[①]。当我们进行计划和憧憬时，随着多巴胺通路释放多巴胺，情感上的推动力也会增加。可以这么说，在我们计划的过程中，前额叶皮质创造了一个动机、情感和理性的整合体。这个过程有益于直觉，也有助于我们制订计划和做出决策。如果额叶整合部分的核心受到损害，在复杂情况下，人们就很难依靠"内在感觉"做出决定，并且难以理解周围发生事件的意义。制订计划也因此变得困难重重。

此外，多巴胺似乎明显能促进思维中图像的生成。也就是说，多巴胺的水平关乎我们具象化思维的强度。大脑中的多巴胺如果处于高水平，不仅会诱发视幻觉，还会增加做梦的频率。（在利用多巴胺治病的人群中，这两点是尽人皆知的事实。）在清醒状态下，大脑中的多巴胺的效用还与动机和奖赏的机制相关。动物之所以被吸引，产生渴望，追求新的目标——特别是遥不可及的目标，多巴胺起到了决定性作用。人类的计划性不仅和多巴胺的释放有关，也是大脑奖赏机制的一部分。我们在计划和幻想时，会在脑海中生成各种画面，这种对不在眼前的事物进行的思考背后的机制，促使我们在环境中寻找和探索更遥远的目标。因此不难理解，这种思维为何会在奖赏机制中占据一席之地。我们的幻想和对未来的思考受到边缘系统（和奖赏系统有一定重叠）的影响，因此，我们的幻想既充满感情色彩，也面向未来。

[①] 事实上，额叶的这些部分可视为边缘系统的延伸。

通过和大脑其他部分感觉处理区域的大量交流，人类前额叶皮质的重组似乎促成了我们在头脑中看见图像和场景这样不寻常的能力。这有助于我们想象并追求不存在的东西，试图使之成为现实。我们的大脑因此显得与众不同。比如，这周六如果有一家高档餐厅开张的话，你不太可能听说某只类人猿打电话预订位置，当然蟾蜍、蜥蜴什么的就更做不出这种事（不像你的朋友那么驾轻就熟）。简单解释起来，除去类人猿、蟾蜍、蜥蜴没有电话这一现实因素，它们所缺乏的，应该是"周六"这个时间概念——当然了，对于未来的其他日子也一样。至于蟾蜍、蜥蜴甚至类人猿能否根据未来这一概念，对其生活环境中将要发生的事情做出预测，目前还没有证据可以支持这一理论。人类中普遍存在的直接的、有准备的行为（比如准备合适的诱捕白蚁的树枝，供将来使用），在类人猿身上并不可见。这或许是因为，类人猿对于未来缺乏真正的想象。在对时间和空间的短期预见性方面，人类明显有别于包括类人猿在内的其他动物。

正如诗人艾米莉·狄金森（Emily Dickinson）所写的那样，我们的头脑，比天空更辽阔。因为"我们的思维可以轻易将这片广阔的天空完全容纳，然后……连你也可以被容纳"。这是个颇为贴切的说法。我们的思维极大地扩张了已知的世界。而正是人类的前额叶皮质通过与大脑其他区域发达的交流，为我们具有前瞻性和假设性的思维提供了强有力的前提条件。所以，人脑创造了一个属于自己的、被唤起的世界。这也代表了地球上生命进化的一个本质变化。其他动物可能会对周遭环境中的事件做出反应，但人类创造了现实。我们用我们的想象力，创造出无穷无尽的、崭新的平行世界，且多数时间都生活于其中。可以说，这些平行世界是我们的亲密伙伴。这种思维方式既不是无结构的，也不是无限度的。它是人类对世界的一种适应，在潜在的危险环境中服务于人类的目的。我们作为一个物种能够生存并获得成功，想象力功不可没。

有证据表明，儿童的想象力比成年人更为生动和具体，或许也更加神奇。面对毫无生命的有形物体，相比于成年人，幼龄儿童更有可能听见它们"说话"，感知到它们的"想法"。许多孩子都有想象中的朋友。还有一些孩子会花大量时间构建内心的平行世界，并常常返回其中。而且随着时间的推移，这些平行世界的范围也会越发广泛。作家 C.S. 刘易斯和玛格丽特·阿特伍德都曾描绘过精心设计的、想象中的世界［也就是人们常说的异想世界 (paracosm)］。刘易斯在自传《惊悦》(*Surprised by Joy*) 中写到的孩子（就是他自己），把清醒时的大部分时间都耗费在一个平行的幻想世界中。但是，说想象力对于成年人至关重要也绝不夸张。对于我们规划未来的能力，以及人类广泛的认知能力，包括学习、理解和解决问题的能力来说，想象力都发挥了极其关键的作用。它赋予了我们天生的好奇心。

* * *

我们人类可以看见未来。这一点使我们在许多方面都优于其他动物。但我们必须认识到，这并非只有益处。有人将智人称为"超前思维的人类"，这一形容不无道理。由于额叶皮质的效应，人类其实并非为当下而生的。作为物种，我们具有相当的超前性。对于未来以及远方的事物，我们会不断思考。我们的前额叶皮质及其多巴胺网络，和大脑其他部位的各种感觉处理区域之间交流的增强，有助于我们思考未来和遥远的事物。这种思考方式虽然给予了我们进取心和好奇心，但并不一定能带给我们快乐。事实上，这种思考方式所造成的后果之一，就是我们始终生活在别时别处。这可以说是想象力的力量，也可以说是一团笼罩在现实上方的阴影。宗教体系（比如佛教和道教）的创立，正是为了提醒人们更多地关注当下。

如今，我们已经进入了所谓的人类时代，即所谓的人类世。这个时代或许能够证明，对于自身利益而言，我们是过于聪明还是不够聪明。以色列科学家伊农·巴昂（Yinon Bar-on）及其同事于2018年发表了一份关于地球生物量的报告，内容着实令人沮丧。报告显示，人类在地球上的渺小程度与人类在现代世界范围内的扩张和主导地位简直不相匹配。[137] 当时世界上生活着79亿人口，在所有生物中仅仅占到百万分之一。然而，自从文明诞生以来，人类已经杀死了地球上83%的野生哺乳动物，以及一半的植物。现代人类对大自然的利用可谓达到了极致。植物，主要是森林中的植物，仍然占到生命物质的82%，而海洋中的生命只占到1%。在过去100年中，由于人类的消耗，这一比例仍在骤减。与此同时，少数被选中的生命形式，反而通过人类主导的繁殖进行了大规模扩张。在没有被我们赶尽杀绝的动物中，绝大多数都是被驯化的家畜家禽。以全世界的鸟类为例，70%都是鸡和其他被驯养的鸟类，野生鸟类只占到30%。而在所有哺乳动物中，96%都是家畜（以猪和牛为主）和人类，野生哺乳动物的比例只有4%。

对未来的思考使我们人类对自身的存在进行反思。但我们做出反思和制订计划，主要是为了在不久的将来实现自身利益最大化。可以这么说，我们的大脑为我们提供了一种危险的资源。人类在史前所导致的动物物种灭绝，以及目前普遍存在的对自然的破坏和物种多样性的减少，都表明了一点：人类的思考能力一旦和满足眼前需求的动力相结合，就会促使我们向破坏性的方向发展。先决条件错误的话，我们就会显示出极端自私、暴力、侵略和野蛮的能力。纵观人类历史，我们每隔一段时间都会对动物、自然环境和其他人类造成大规模破坏——而且往往并非有意为之。所以，我们的想象力并不总是万能的。对人类而言，对距离遥远或是不影响人类群体的威胁做出正确评估，似乎成为一道天生的难题。长期和抽象的目标尤其难以掌控。我们不禁要问，面对这样"劣迹斑斑"的历史记录，我们是否真的应该把开启地球未来的钥匙交到这样的人类手中？不过，无论答案是肯定还是否定，这已经成为既定事实：我们的大脑将钥匙交到了我们手中。地球只有一个。实验只有一次。

由于未来尚未发生，所以对未来的思考仍然可以不受任何拘束和限制。利用思考未来的能力，我们人类既可以选择消灭生物群落（或其他民族），也可以选择发明更为和谐的生活方式。我们的很多行为都不具有预判性。特别是大脑中的联合区，及其随着时间推移而发生的变化，促使我们必须以多样性的思维进行思考。作为一个物种和人类个体，我们有能力反思，有能力拓展思考领域，也有能力改变。从这个意义上说，哲学家让-保罗·萨特对人性的看法没准是对的。

第 9 章

天才与疯子：
精神疾病的利与弊

文明是一场灾难和教育的较量。

赫伯特·乔治·威尔斯

挪威大陆以西约 1 000 千米，在北大西洋和北冰洋的交界处，坐落着一座北欧小岛——冰岛。冰岛位于大西洋中部两个大陆板块的交界处，是一座孑然独立、火山活动活跃的岛屿，拥有峡湾、苔原和北极海滩等独特的地理特征。冰岛周围的寒冷水域中，只有屈指可数的几位近邻：人口稀少的法罗群岛、设得兰群岛、外赫布里底群岛、奥克尼群岛以及北冰洋上的扬马延岛。由于这种与世隔绝的特征，冰岛一直被科学家视为研究人口的绝佳样本。这个偏僻岛国的人口只有约 35 万，居民之间的血缘关系基本都是可查可知的。很多冰岛人都算是或近或远的亲戚。随着技术进步，对于各种疾病遗传条件的研究越发成熟，冰岛也渐渐成为供科学家取样研究的一片沃土。其中一个课题就是精神疾病。

早在 20 世纪 60 年代，独立行医的乔恩·L. 卡尔松（Jon L. Karlsson）医生就对冰岛人进行过一项大型研究，其结果显示了精神疾病和创造力之间颇为有趣的联系。很多人都有这种感觉。例如，人们普遍认为艺术家都很古怪。不过卡尔松用科学方法证明了这一点。当然了，这一发现和他预计的或许并不全然一致。根据卡尔松的研究，以雷克雅未克克莱普精神病院里因为精神分裂症住院的病患为例，他们的一级亲属（即父母、兄弟姐妹和子女）显示出比其他冰岛人更杰出的创造力。卡尔松和他的团队深入研究了那些住院病患的家庭成员，发现其中奖学金得主、艺术家或一般知名人士（不限领域）的比例比预计的要高。就这么说吧，相比于普通人，那些因精神分裂症而住院的患者的近亲，其姓名在冰岛名人录上出现的概率要高 30%，自己成为作家、出版书籍的概率更是高出 50% 之多。那么问题来了：这些家庭有何特别之处呢？这些不同的特征为何会牵扯在一起？还有，疯狂和创造力以遗传的形式紧密相关，这究竟意味着什么？直到半个世纪之后，这些问题才有了具体的答案。

* * *

人类大脑在清醒的状态下很难做到完完全全空白、一丝一毫的想法都没有。据科学家估计，一个人每天会产生多达 7 万个不同的念头。当然，我们并不能控制所有的思想，所以有些想法的内容不那么讨喜自然也能解释得通。^① 此外，占据人们头脑的大部分内容，似乎都是相当琐碎的日常现象。有些想法看起来甚至不可理喻。我不禁开始自问，我们思想中出现的内容，究竟受到何种过程的支配？那些被"审查删除掉"的内容是如何被监管的？对于其中一些问题，我们可以从精神病学中找到答案。

在针对冰岛的研究过去了大约半个世纪后的 2011 年，瑞典斯德哥尔摩的精神病学家西蒙·卡亚加（Simon Kyaga）及其在卡罗林斯卡医学院的同事，采取更现代的方法对瑞典人口进行了调查，调查结果显示，精神分裂症和杰出创造性之间的关联，和乔恩·L. 卡尔松在冰岛家庭中的发现惊人地一致。西蒙·卡亚加参考了瑞典国家健康档案中几十万病患及其亲属的数据，这些数据充分证明，精神分裂症患者或双相情感障碍患者的近亲，比普通人更具有创造力。¹³⁸ 他们也会更多地从事创造性的职业。对于卡尔松所发现的相关性，瑞典的这项研究提供了有力的佐证，只不过年代不同，采样人群也不同。如此看来，精神疾病和创造力的确有所关联。和卡尔松的研究一样，卡亚加所看见的主要影响，也并非直接反映在病患本人身上（双相情感障碍患者例外，他们本身的创造力也有所增加）。换句话说，增加的创造力，主要体现在病患的近亲身上。会不会存在这样一种可能：病患的

---

① 一些证据表明，我们人类喜欢通过看热门影片，或是通过从事需要注意力高度集中的运动，来避免受到我们持续活跃的思维的影响。在这些情况下，大脑的某些部分会自动关闭。

病情过重，以至于创造力已经无从谈起了？

关于创造力的结论，并不一定适用于每一位精神疾病患者。比如，一些研究表明，在获得著名图书类奖项的作家群体中，任何类型的心理问题出现的比例都比普通人群高。对于普通的所谓单相抑郁症来说，这种关联也并不成立。我们或许可以这样解释：（没有躁狂相的）抑郁症在发作到一定程度、给病患造成严重打击时，往往意味着思考趋向停滞以及思维模式的固化。精神分裂症和双相情感障碍的遗传性才是增强创造力的最明显因素。

这种遗传性是如何影响到创造力的？一项来自冰岛的现代研究为答案提供了线索。这次研究调用了冰岛基因库中 86 292 名冰岛人的数据。该研究表明，精神分裂症和双相情感障碍（即"疯狂"最常见的表现形式）的遗传，是通过一组影响大脑组织的基因实现的。这两种精神疾病患者的一级亲属，都和患病的家庭成员共享他们的基因，以及他们的神经系统疾病。从人群层面上来看，基因同创造力以及精神疾病都有关系，当然也可能与某些奇特嗜好有关。这项研究由冰岛科学家卡里·斯特凡松（Kári Stefánsson）领导，于 2015 年发表在著名的《自然–神经科学》（Nature Neuroscience）杂志上。[139]

这组"既具有实用性也具有风险性"的基因，或许能够成为一个突破口，从而解开神经生物学中最古老的谜题之一。尽管患有类似精神分裂症这样疾病的人健康状况往往比普通人要差，而且他们生育子女的数量也比普通人要少，但罹患疾病的人却在人群中持续存在，这该做何解释？一个答案是，精神分裂症和双相情感障碍体现的大脑特征对于个体甚至整个社会可能也会产生积极的效应。它们的影响力远远超过疾病本身，可能关系到某些神经生物学特征，让你产生不一样的思维模式。这些基因可能使人倾向于产生创造性的联想，让人更能容忍不明确的模糊概念。只要这些特征不占据主导地位（就像表现在精神病患者身上那样），它们就具有了实用性，能够为人们所用。因此，这些基因，以及我们大脑中与之相关的特征，得以在人群中继续存在。对于逐渐衰老的大脑而言，精神分裂症的某些神经生物学特征或许还能保护记忆。[140] 或许在史前时代，当人类以紧密结合的小群体走出非洲时，这些特征，甚至原创性的想法，具有和现在一样深远的意义？

  我之所以认为这些研究相当有趣，不仅因为它们对精神疾病做出了重要积极的评价，还因为我自己也是这些一级亲属中的一员。我纯粹就是觉得，自己有必要做更全面、更深入的了解，不光为了我自己，也为了我的大脑和我的家庭。但凡接触过这类亲属的人都应该知道，精神疾病的思维是原创性的。急性短暂性精神障碍首次发作之前，病患会表现出精神疾病的早期症状，其中很多现象类似于日常生活增强版的内省思维。这一段时间被称为前驱期。处于前驱期的人可能会抱怨自己遭到各种声音和想法的入侵和干扰，这些声音和想法并非由外部事物引发，而是他们思维中突然冒出的语音和图像内容的映射。对于每一个人来说，拥有内心独白和内心思想都是再正常不过的事，而对处于前驱期的人来说，这不过是强度的增加而已。这种不由外部事物引发的零散联想、思想和图像会越发频繁地出现，很多人还表示，自己意识的敏锐度也有所提高。精神疾病完全发展之后，对于毫无联系的想法和图像，患者会失去筛选整理的能力，并且出现旁白形式的幻听，表现出受迫害妄想，倾向于对看似无关的现象展开广泛联想，从而产生怪异的错觉，以及对环境理解的失能。精神疾病在导致额叶执行部分激活程度减少的同时，也会让大脑静息态网络过度活跃——而在我们休息和放空思想时，大脑的静息态网络往往最为活跃。[141] 研究还表明，在这些情况下，大脑的多巴胺网络会进入高速运转状态。这使得罹患精神疾病的人对于一些微不足道的小事开始给予关注，赋予其新的意义，并刻意提高其重要性。

根据一个合理的理论，精神疾病的一个核心组成部分，其实是过滤机制的削弱。在大脑中所发生的一切到达意识层面之前，过滤机制都会对其进行筛选整理。就精神疾病而言，图像、声音、联想和注意力不仅没有被整理出来，反而不受控制地、突兀地出现在思想之中。形成意识的门槛降低了，从前无关紧要的内容被赋予了全新的重要意义。而根据另一个理论，富有创造力的健康人群同样拥有较弱的过滤机制。[142] 也就是说，有创造力的人很可能与精神疾病患者都拥有一种不受约束的联想能力。另一个重要特征在于，相比于普通人，精神疾病患者更容易无视条条框框的惯例和实际意义，更倾向于推理和建立联系。这种能力对于艺术和科学显得尤为重要。

尽管如此，人们还是不应该将疯狂浪漫化。根据作为亲属的

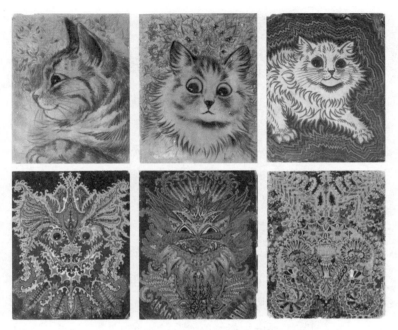

艺术家路易斯·韦恩（Louis Wain）在罹患精神疾病的不同阶段中绘画的猫。路易斯·韦恩被确诊为精神分裂症。从他的画作中，人们可以见证，随着时间的推移，这些猫的形象变得越来越拟人化和抽象化。在这些画作的创作过程中，韦恩辗转于伦敦的好几家医院接受了治疗。我们在网上很容易搜索到这些画作的彩色版本

经验，我必须强调一点，精神疾病患者的独创性很少具有普遍实用价值。它的问题在于并不适应现实社会，和合理的限制也总是起冲突。精神疾病的状态包括瓦解和分裂的方面，扰乱了大脑对想象中的现实的正常检验。原创性有接管和取代现实的倾向。在疾病痊愈和复发的间隙中，更有可能发现具有实用价值的原创性。

＊＊＊

我们人类是需要未来的生物。未来在我们的思维中具有激励功能，并且和最基本的驱动力息息相关。但预见性并不是轻而易举获得的。在当前状态下，预见未来发生事件的前瞻性，既是一种能力，也是担忧、焦虑和怀疑的源头。诚然，我们人类能够预见和影响未来——为的不仅仅是自己，或许还包括广义上的人类文明，与此同时，我们所付出的代价是对于负面事件和想象中未来发生的灾难忧心忡忡、焦虑不安。因此，前额叶皮质不仅仅是计划的皮质，也是焦虑的皮质。前额叶皮质让我们担忧、焦虑、自我怀疑——在某些情况下，甚至会演变为恐惧。有些时候，这些消极情绪会占据上风，使我们陷入沮丧。这也就难怪许多人会想从高度文明的前额叶皮质的束缚中暂时挣脱出来。事实上，很多人都会有意识地这么做（迫使自己退回文明程度较低的状态）。

20世纪30年代和40年代，西方世界对人类施行了最早的脑叶切除术（又称脑白质切除术或脑叶白质切除术），引发许多人鼓掌叫好。这类手术引入了一种治疗精神疾病的全新理念，具体而言，就是抑制，有时甚至全部抹去人类前额叶皮质的功能。今天，有些人将脑叶切除术和医学上的野蛮行为画上等号，但在当时，对脑叶切除术的评价绝对可以用热情洋溢来形容。支持者强调说，脑叶切除术对于严重精神疾病有着积极影响，因为在当时的社会，人们面对这些精神疾病几乎束手无策。20世纪30年代，耶鲁大学的研究人员约翰·富尔顿（John Fulton）分享了两个前额叶被切除的黑猩猩的案例。这或许是世界上第一起真正实施的脑叶切除术。富尔顿表示，手术后的黑猩猩，性格发生了巨大的变化。在其中一个案例中，他描述说，一只沉闷沮丧、和环境格格不入的黑猩猩，经过手术的洗礼，似乎进入了一个幸福家园。在这个案例中，富尔顿很可能将冷漠误读为了幸福。不过有一点是肯定的，对于许多接受手术的精神病患来说，这种被称为"白质切割"的脑叶切除术，能够明显减少焦虑、担忧和情绪失控。不止一位支持者提出假设，脑叶切除术或许能成为阻止犯罪的有效手段。

对精神病患实施脑叶切除术的决定，从一开始就存在争议。尽管如此，该手术还是迅速推广开来，尤其在 20 世纪 60 年代之前，第一批治疗精神分裂症的有效药物尚未问世时，脑叶切除术变得相当普遍。外科手术中，最常用的技术就是切断进出前额叶皮质的长长的神经纤维。这些纤维位于额叶下方的白质之中。最重要的是，脑叶切除术会破坏为额叶提供多巴胺的通路。而多巴胺网络的破坏，正是脑叶切除术行之有效的原因之一。而且手术似乎减少了精神疾病和焦虑的症状，看似攻克了医学上最无解的难题之一。截至 1951 年，仅在美国就已有大约 2 万人接受过脑叶切除术。该手术在斯堪的纳维亚半岛同样被广泛实施，在某些情况下还被应用在儿童身上。1949 年，被誉为脑叶切除术之父的葡萄牙精神病学家和神经外科医生埃加斯·莫尼斯（Egas Moniz），因为发现"脑叶切除术对某些心理疾病的治疗效果"而被授予诺贝尔生理学或医学奖。一个更残酷的现实是，该手术的死亡率并不低。

在最初几十年的额手称庆之后，人们对于脑叶切除术的热情逐渐冷却，变成一种令人沮丧的现实考量。虽然脑叶切除术的确减轻了许多精神疾病的症状，但该手术带来的副作用也越发凸显出来。它对情感生活和人格都造成了深远影响。作为脑叶切除术最伟大的倡导者之一，美国医生沃尔特·弗里曼（Walter Freeman）将这种后果称为"手术诱发的童年"。被切除脑叶白质的患者，不仅缺乏自发性，也失去了计划和组织自己生活的能力。脑叶切除术所造成的冷漠态度（仅仅 30 年前，在许多精神病院里仍然可见这种情况），可能意味着一个人整天处于无所事事的状态，只有在接受明确指示时才有所行动。心理学家雅克·潘克赛普等人对这些情形都有过详细描述。

从广义上来说，前额叶皮质神经纤维被切断，意味着动机的全面削减。接受脑叶切除术的患者，有时似乎只剩下一具空荡荡、没有灵魂的躯壳作为身体的残余见证着曾经存在的人。这种人为造就的空虚感似乎表现为缺乏兴趣、思想、念头或梦想。可悲的是，患者似乎对生活中的任何追求都兴致索然。简而言之，权衡过症状缓解和副作用的得失之后，脑叶切除术是弊大于利的。《飞越疯人院》的最后一幕中对此做了虽不够准确却充满戏剧性的描述。不仅是肯·凯西（Ken Kesey）的原著小说，在米洛斯·福尔曼（Milos Forman）于 1975 年改编的电影中也是如此。进入 21 世纪后，在神经外科领域，治疗精神疾病有了更为有效的新方法，比如脑深部电刺激，人们逐渐意识到，历史上对脑叶切除术的滥用已经成为科学发展的阻碍。[143] 然而，针对焦虑型精神病患实施的第一代脑叶切除术，其目的在于抑制前额叶皮质的功能，这绝非巧合。脑叶切除术以一种最为彻底的方式减少了焦虑。由于摧毁了前额叶皮质系统，所以除了达到减少焦虑的效果外，它还消灭了患者大部分的愿望、怀疑、雄心和前瞻性思维，而这些都是人类独有的特点。

作家西尔维娅·普拉斯将脑叶切除术的结果形容为"大理石般的永恒平静"。接受脑叶切除术后，隐藏在自我陶醉的脆弱灵魂中的那些叛逆、沮丧，以及对遥不可及梦想的渴望似乎烟消云散。而焦虑和担忧的减弱，很可能部分来自未来缺失导致的平静。脑叶切除术能够永久地终结人类特有的那些生机勃勃的梦想、希望，以及过山车一般的情感波动，让生活重归平静。

或许，只有接受了脑叶切除术的人，才能从真正意义上实践佛教所谓的活在当下的状态。可能从这个层面上说，20世纪风行一时的脑叶切除术风潮所治愈的也是一种人类文明。脑叶切除术被迅速推广开来，甚至到了滥用的程度，这和我们人类物种普遍的矛盾心态不无关系。脑叶切除术是人为干预造成的空虚。它虽然有效阻止了活跃的精神疾病症状，但也限制并抹杀了人类最为基本的特征：拥有欲望、梦想、野心、怀疑、冲劲以及对未来的设想，并且不畏做出艰难的决定。

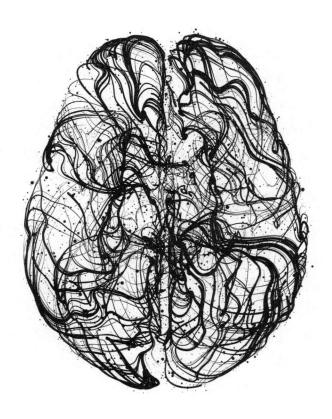

4

**PART
FOUR**

思维的大脑

第 10 章

镜子里的你是谁：
自我意识的形成与崩塌

> 我的内心是一支隐形的交响乐队。我不知道它由哪些乐器组成，不知道我内心中是怎样的琴瑟和鸣、鼓铎震天。我听到的是一片声音的交响。
>
> 《惶然录》，费尔南多·佩索阿

4 月的一个周日清晨，时间缓缓流逝，也不知道为什么，我发现自己正在欣赏沃尔特·迪士尼的《幻想曲》——一部拍摄于 1940 年的动画片。于是我开始思考一个问题：我们人类如何将自己的感官结合成一个整体？长期以来，我心中一直存有这个困惑：解剖学上独立的感觉（比如视觉、听觉和味觉），在我们的经验和我们的大脑中是如何结合起来的？这些感觉如果不被分割成碎片，各自为营，那就必须以某种方式进行统一整合。这一过程是如何实现的？而感觉结合的地点又发生在哪个区域？

我从小就为《幻想曲》深深折服，但直到那天早上，我才第一次忽略它的动画表现力，捕捉到它的另一种美。这部电影描绘出了音乐和旋律如果能被看见的话应该是什么样子。巴赫的曲子《d小调托卡塔与赋格》的动画效果堪称绝妙。从蓝色和金色的画面，到阴影和抽象人物，再到具体的云朵和树叶，都被赋予了旋律。柴可夫斯基的《胡桃夹子》被画上了春夏秋冬的四季场景，而季节的变化流转就是动画师对音乐的视觉诠释。在保罗·杜卡斯的管弦乐曲《魔法师的弟子》中，米老鼠还是一个初出茅庐、慌里慌张的小学徒，随着它成长为一个标志性人物，它的魔法帽也成为迪士尼工作室的象征。比如在加利福尼亚州伯班克河滨路的迪士尼工作室里，人们就可以看见这顶赫赫有名的魔法帽。

　　今时今日，从一位成年神经学家的角度来看，我才意识到迪士尼的视觉效果有多么惊艳。我们人类对于世界的印象是综合而立体的，结合了视觉、听觉、味觉、嗅觉、触觉、身体内部的状态，以及对世界的多面性感知等多重感觉的整体体验。迪士尼的《幻想曲》以动画来呈现语音、音色和旋律，其背后的理念是，听觉感受与视觉图像这样的不同感官印象之间存在着某种对应关系。从科学角度来说，《幻想曲》这部电影其实涉及现代神经科学领域最有争议的话题之一，即独立的感官所产生的感受如何在经验和大脑中整合在一起。相比于几年前我在大学学习的感觉处理理论，迪士尼的设想在很多方面都更为先进。坐在沙发里的那个上午，我恍惚有种感觉：这些动画画面和声音旋律似乎有话要说，而《幻想曲》这部电影，绝不只是关于一只头戴魔法帽的可爱啮齿动物那么简单。

＊＊＊

在探索人类感觉及其在大脑中的处理过程时，传统的方式是对感官单独进行分析，即一次分析一种感觉或一种感觉模块。有关神经系统信息处理的经典理论与此相一致。经典理论认为，信息处理是一个有序的过程，来自一个个感觉器官的信息会在不同的区域分别处理，先在初级、基本、感觉层面的区域处理，然后在更高的层级做更为复杂的处理和解读。这种方式可以溯源到亚里士多德关于"人有五感"（触觉、味觉、嗅觉、听觉和视觉）的理论。[①] 根据这一理论，人类的感知是一组孤立的（模块化）功能，彼此并没有密切的联系。秉持这种观点的还可上溯到哲学家大卫·休谟。他曾写道："我敢断言，我们只不过是一捆或一堆不同的感觉，以一种无法想象的速度互相接续。"

然而，这种彼此毫不相干的感觉集群似乎显得有些脆弱。这些分离的、不相连的感觉印象可能更适合用来解释那些与人类非常不同的生物，比如苍蝇或蜥蜴的感知方式。但用这种对应不同处理系统（即不同渠道）的感觉孤立理论来解释人类感知的运作，效果似乎不太理想。这不仅仅是哲学家的问题，神经科学也开始涉足这一领域，并做出许多重要发现。

---

① 事实上，人类的感觉不止五种。

* * *

　　20 世纪六七十年代，科学家开始对昆虫、两栖动物、爬行动物和鸟类等物种的感知进行研究。他们开始意识到，在这些动物的意识中，不同类型的感觉（比如视觉、听觉、触觉、嗅觉等）并没有同其他感觉整合的明显迹象。而且很多时候，情况恰恰相反。许多动物的感觉反而有种碎片式的呈现。

　　好比小型鸟类、蟾蜍和其他动物，当环境中出现特定的关键特征时，它们会以一种刻板的方式做出反应。动物行为学家尼科·廷伯根在观察小黑背鸥刚孵化出的雏鸟时，敏感地捕捉到了这一行为的典型例子。当看见母亲的喙时，小黑背鸥雏鸟会做出刻板的啄食动作。廷伯根意识到，在小黑背鸥雏鸟的世界里，重要的是对于喙的印象本身，而满足这一条件的要求却少得出奇。小黑背鸥雏鸟对喙的刻板印象意味着，一个喙状的人造喂食器完全可以取代小黑背鸥雌鸟的地位，反正雏鸟对这两者的反应也差不多。对于小黑背鸥母亲来说，对方究竟是一个人造空心玩具，还是一只衔食而来的好心生物，似乎并没有区别。反正只要是鸟喙状的东西，就可以促使雏鸟开始啄食。如果在一根木棍表面画上三根红线，在它们眼前晃来晃去的话，也可以达到同样的效果。而且对于小黑背鸥雏鸟来说，用三条红线训练它们啄食，或许更有效率。它们的神经系统显然更适合识别非常具体的视觉图形。

　　其他动物的感官，则对于其他关键因素比较敏感。不过通常来说，触发一种行为所需要的条件，往往具体到令人惊讶。对于出现在正确感知通道内的单个刺激，蟾蜍、青蛙和昆虫能够做出充分反应（比如，蟾蜍会对视野中跳动的点有所反应），而环境中的其他状况，对它们而言并无影响。

德国动物行为学家玛格丽特·施莱特（Margret Schleidt）曾对刚孵出雏鸡的火鸡妈妈进行实验，并且证实，不同感官之间几乎无法相互转换。施莱特从实验中发现，为了保护雏鸡，火鸡妈妈不仅会攻击那些身为火鸡天敌的生物，还会向鸡群附近任何会移动的物体发起进攻。施莱特注意到，对于周围移动的物体而言，阻止火鸡妈妈产生敌意的决定性因素在于，它们要发出火鸡雏鸡特有的叽叽声。这种叫声是一种充分必要条件。事实上，它的必要性已经到了不可或缺的程度，以至于火鸡妈妈在人为干预下暂时耳聋时，会开始攻击自己的雏鸡。由于作为判断依据的信息缺失，所以看见雏鸡的视觉印象并不能阻止火鸡妈妈的暴力行为。相反，由于雏鸡的无声状态，火鸡妈妈认为这种视觉印象构成了对鸡群的威胁。从神经生物学上看，火鸡妈妈似乎已经获得了一个推导公式，大致逻辑是：如果你是雏鸡的话，我就会听见特有的叽叽声。如果我没有听见的话，那你肯定是雏鸡以外的东西——所以对我构成了威胁。（哪怕你长得像雏鸡，也休想骗过我！）实验中的好几次尝试，都以雏鸡被杀死的悲惨结局告终。对于火鸡妈妈来说，悄然无声的雏鸡所造成的印象，已经转化成一种针对自身的荒谬威胁，必须予以消灭。就这个实验来说，火鸡的听觉和视觉通道显然无法相互沟通。

许多动物的感知仿佛一座座孤岛的集合，这是一个难以忽略的事实。我们还可以从其他研究中得出结论，在动物界，相当一部分动物的大脑对感官的处理是相互隔绝的。在神经学家看来，小型鸟类、昆虫、蟾蜍和火鸡似乎都患有利绍尔（Lissauer）定义的一型失认症（即联合性失认症）。从字面解释，失认症包含"认知无能"的意思，确切说来，是对世界不同部分如何组成一个整体显示出无知。[144] 很多时候，动物大脑中似乎缺乏一个将各种印象整合起来的共享平台。因此，那些虽然重要，却呈现在错误知觉中的信息，便被忽视掉了。

这种感觉处理的理论看似合理，却存在一个问题。感觉信息的模块化处理理论（即不同感觉经由不同通道所处理）尽管可以描述小型鸟类、蟾蜍、昆虫等大脑中的感觉处理原理，但放在人类和其他灵长类动物身上时，却很难解释得通。如果用一座座感觉孤岛来描述人类感知周围世界的体验，不免有些离谱，因为正常人对于每个感觉器官的感知并不是孤立的。人类（可能还有部分猿类）以一种趋于多模态的方式感知世界。比如，当看见一个人嘴唇在动，同时又听见说话声时，我们会把对嘴唇的视觉印象和对说话的声音印象叠加在一起。对于来自不同感官的不同印象，我们其实难以明确区分开来，这也是腹语术行之有效的原因。这些印象会自动进行整合。当用手触摸一枚鸡蛋或一片树叶时，我们会自动想象用眼睛观察时它们的模样。即使只是听见了某只鸟儿的鸣叫，我们也能在思维中形成对它的视觉印象。反之，根据落叶或雨滴这样的视觉印象，我们能够联想到触摸它们时会有怎样的感觉，或是它们掉落在地上时会发出怎样的声响。凝视双手时，我们会自发倾向于从外部进行观察，从内部进行感受。正是通过这种方式，人们对周围世界的整体认知来自多种感官的协同作战，而非孤立通道的单打独斗。

* * *

总的来说，人类的感知中存在一种将视觉、听觉或触觉整合在一起的倾向。大脑甚至增强了我们感官体验的某些部分（那些需要长时间处理的部分），以便让它们和其他印象保持同步。我们的大脑试图通过这种方式，用"单一而连贯的故事"讲述现实以及其中发生的种种细节。而多种感官之间不存在太大的竞争，正是实现这一目标的前提。对于客观存在的事物和事件，我们因此有一个综合而连贯的意识。而在缺乏外部印象，仅仅在内心世界中进行幻想时，这种连贯性也很明显。当我们看着一颗苹果时，相比于金冠苹果，澳大利亚青苹果那种纯粹而透亮的绿色，会激起我们味觉中更强烈的酸味感。一种感官的印象会引发其他感官做出反应，从而赋予我们所感知的物体更多的意义。我们的思考和想象代表着感官元素的综合，这一点同时适用于我们的内在感知和外在感知。究其原因，是我们的大脑会动用若干不同的系统来表征同一事物。哲学家戈特弗里德·莱布尼茨将动物称为"宇宙的活镜子"。他得出这一结论，是基于动物神经系统对外部世界的感官反应。但我们人类的内部图像——或者更广义上的感知，却并非外部世界的镜像反映。由于其复合属性，我们的图像（包括内部和外部的）是充满意义的整体，具有多重镜像的特征。而外部世界的多重镜像，正是意义的源泉。

* * *

若干不同类型的研究已经相当明确地证明了一个事实：我们人类的感官联系异常强大。而其中一个原因是大脑新皮质不同部分的紧密联系，这也是人类大脑在动物界显得独特的依据之一。的确，人类大脑中有着很不寻常的连接组，但问题还是在于，这些连接是如何运作的。我们的感知究竟有多大程度的连接（或者分离）？而这在多大程度上算是先天或者后天的过程？

在大脑皮质感觉处理的最初阶段（即初级阶段），不同感官之间解剖学意义上的连接其实很少。换句话说，视觉、听觉、触觉等感觉区域之间的互动极其有限。跨模态连接（即不同感官的连接）反而发生在人类特有的多模态联合区，而这些联合区则处于大脑的后期处理阶段。人类感官的连接整合，正是基于这类区域的结构。因此，这并非仅仅依靠学习就可以实现。即使我们只看到过一次某个物体，之后我们也能仅仅凭借触觉认出它来。多模态区域（也称多感官区域）的独特结构，决定了人类和其他灵长类动物能够将各种感官联系在一起，从而合成对周围世界的整体感知。

联合区使人得以将不同类型的感觉整合在一起，最早对其做出系统描述的先驱人物之一，就是 20 世纪的杰出神经学家、美国人诺曼·格施温德（Norman Geschwind，1926—1984）。格施温德针对人类大脑的顶下小叶进行了研究。他探究的区域包括角回，以及周围大脑皮质中向角回发送信号的一大片区域。

格施温德阐述了角回在大脑中的位置和连接如何赋予该区域特殊的条件。这一区域为视觉、听觉、触觉的整合提供了一个多元交叉点，在人类和其他大型灵长类动物中，角回是一个"交通枢纽"。不同于哺乳动物边缘系统所决定的"原始的"情绪整合体系，类似角回这样的区域所创建的，是一个整合感觉印象的新皮质系统。[145]

一个事实是，角回这样的跨模态区域只在灵长类动物中得到了较好的发展和进化，和这一事实一致的是，有研究结果表明，包括人类在内的灵长类动物异乎寻常地擅长整合感官信息。灵长

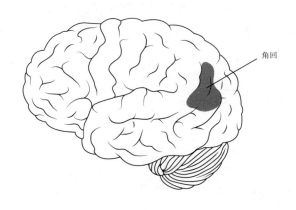

角回

类动物有能力将信息从一种感觉转换成另一种感觉，这在动物世界中是相当罕见的。比如，在针对黑猩猩的实验中，研究人员先让黑猩猩触摸毛毡下的一样物体，它们如果能在视觉引导下指认出一个类似物体的话，就能得到奖励。实验结果表明，黑猩猩得到奖励的次数相当之多。此外，仅凭手感的引导，黑猩猩也能辨认出照片中的物体。总体而言，相较于其他动物来说，人类和其他大型灵长类动物在这方面的整合能力要优异得多。[146] 我们思维的特点由此可见一斑。

角回是人类大脑皮质中有所扩展的区域之一，这些区域中的神经元也出现了密集化的倾向。在过去几百万年里，我们的大脑通过这种超强的连接性，创造了不同感官的大规模整合。海豚也好，人类以外的灵长类动物也罢，大脑中都没有如此发达的多元交叉点。在人类物种的进化过程中，大脑皮质中出现了若干类似角回的新节点。相比于其他动物，我们人类在感知和思维时感觉通道不那么孤立隔离，其关键原因或许也就在此。我们利用强大的感官整合性，以全新的方式去理解感觉印象。诡异的是，这种进化带来的一个副作用，很可能与自我认知有关。大脑皮质中感觉通道的进一步整合，似乎强化了我们自我反思和自我定位的能力。

* * *

站在镜子前，我们人类面对的是一个具体的、视觉上的自我，它以移动的形象出现在我们眼前。换言之，我们看见的是我们自己。不过，并不是所有动物都会认出自己的镜像。一些类人猿会在镜子前花大量时间琢磨镜子里的个体，进行多方面的探索，并且试着用手触碰它们以为真实存在的那个动物。一部分小型的灵长类动物甚至会被反射的镜像刺激，龇牙咧嘴地开始挑衅。研究人员尝试过在卷尾猴的笼子里放一面全身镜，此后的几个星期内，卷尾猴面对这个陌生的不速之客采取的都是威胁性的恐吓和攻击策略。在正常情况下，如果是在野外的话，经过短暂的较量，其中一只卷尾猴会乖乖认输，摆出服从的姿态。然而在和自己镜像的竞争中，衡量实力的标准变得扑朔迷离。一旦卷尾猴对镜子里的猴子表现出顺从，镜子里的猴子自然也会温顺起来，卷尾猴因此会产生新的支配企图。随着时间的推移，始终悬而未决的竞争导致卷尾猴变得郁郁寡欢，研究人员不得不将全身镜从笼子中移走。同时人们还观察到，卷尾猴对自己的镜像开始做出友好（也不排除敬畏的可能）的反应。

美国心理学家戈登·盖洛普（Gordon Gallup）曾进行过镜子测试，并且获得了突破性的发现，之后的几十年里，其他研究人员陆续做过一系列尝试，经过不懈努力，针对自身镜像反应的研究终于成为一个专属领域。[147] 镜像研究通过研究不同物种对于镜像的反应，试图得出关于自我意识的结论。如今我们已经能确切知道，特定的一些具有高级神经系统的动物，可以认出镜中的自己。研究人员已经证实，能够顺利通过镜子测试的物种包括猩

猩科 ① 的所有动物（倭黑猩猩、黑猩猩、大猩猩和红毛猩猩）以及其他一些动物。正常的人类婴儿从 18 个月大的时候开始，就具备自我识别的能力。这是法国心理学家雅克·拉康（Jacques Lacan）所谓"镜像阶段"（stade de mirroir）的心理发展阶段。尽管该测试存在一些缺陷，但研究人员仍然根据测试标准，对大量的动物物种进行了评估。虎鲸和猪的测试结果显得有些模棱两可。但大多数动物面对镜子时，都没有明显迹象表明其认出了自己。因此我们可以断定，人类和部分大型灵长类动物，对自己镜像的反应是不同寻常的。

就算没有镜子，也能产生自我意识，这可以被定义为"将自己作为注意对象的能力"。就人类而言，这是一种进化的能力。我们能够将注意力集中在自己身上，并对我们所经历的事情进行反思。对于这种自我意识产生的原因，科学家有时会提出一种解释，即包括人类在内的灵长类动物天生拥有一种其他动物所缺乏的经验：能够在视野内看见并移动自己的双手。其他动物则无法以同样直接的方式见证自己的动作。听见自己的声音很可能是另一个重要因素。人类有一种截然不同于其他动物声音的语音输出。其中一部分以内心声音的形式进行了内化。我们在自言自语时，内心的声音对我们的自我意识起到了重要作用。我们认为自己是思想的来源，所以在思考时也会拥有自我体验。

对于自我意识的另一种重要解释是，我们拥有将不同的感知

---

① 猩猩科现已合并入人科。——编者注

元素整合成一个整体的能力。我们不妨想一想，在镜子里看见自己是怎样一种感觉。第一次在镜子中见到自己时的体验，其实和自我识别无关。对于一个从未见过自己面孔的动物来说，在镜子里实现视觉性的自我识别，牵涉一种高级的、跨感官的联系。也就是说，若想要识别自己，必须将镜子中脸部运动的视觉印象和控制脸部运动的动觉（kinaesthetic）感觉结合起来。同理，对于自己双手的视觉识别，或者对自己声音的听觉识别也需要这一前提条件。

作为人类，站在镜子前，我们能够意识到，是自己在做各种动作。我们的大脑皮质中提供这种整合能力的部分，往往和神经科学最奇特的综合征，即干扰我们自我识别的神经损伤联系在一起。识别自己镜像的能力受损时可以表现为完全独立的症状。神经学家托德·费因贝里（Todd Feinberg）和雷蒙德·夏皮罗（Raymond Shapiro）曾描述过一名女性患者的反常表现，这位被称为 S.M. 的女患者，其右侧大脑皮质的颞顶枕区发生了萎缩，病变区域大致在角回。S.M. 在看见自己的镜像时，认为自己面对的是一个替身，并称之为"另一个 S.M."。她常常以各种方式和"另一个 S.M."进行交流，并且相处得还挺愉快。尽管"另一个 S.M."和她有着相似的长相，S.M. 本人还是认为她和替身之间存在差异，比如，"另一个 S.M."就不如自己聪明。而另一位名叫罗莎蒙德的患者，和自己镜像的相处则并不愉快。她憎恨镜像，将其视为一个邪恶的孪生姐妹。罗莎蒙德威胁要杀死镜像中的人物，甚至破口大骂：

"你个婊子！滚回家去……别在我眼前晃悠！"[148]

一些关于遭遇鬼魂、幽灵或分身的经历，或许都能用某种镜像失认症加以解释。西班牙神经学家阿尔贝托·比利亚雷霍（Alberto Villarejo）曾接诊过一名充满活力、精神矍铄的鳏夫，对方表示，在经历过一次轻微的右侧脑梗后，他已经认不出镜子中的自己。这位鳏夫既没有精神疾病，也没有痴呆，一开始他以为镜子里的人是他去世的岳父，只不过穿着自己的衣服而已，所以他还会对着镜子哈哈大笑。冬天的时候，他住在马德里的女儿家，总怀疑镜子里的岳父在跟踪自己，所以和镜中人争吵的频率也越来越高。该男性病患还认为，他所住的房子被原模原样复制了一座，镜子里面有着相同的家具、相同的摆设，还有一个始终虎视眈眈盯着自己的岳父。在这个病例中，发生在跨模态整合区的一次中风，导致一个原本健康的人丧失了自我识别能力。[①]

在右脑半球萎缩或受损的情况下，患上无法识别自己镜像的失认症是可以解释得通的。我们面部的视觉图像、目光的熟悉程度，以及移动时的动觉感受在被整合成一个可识别的整体时，角回周围的整合区域发挥了不可或缺的必要作用。功能性脑成像图显示，当人们面对自己的镜像时，大脑的顶下小叶（角回周围的区域）会被激活。[149]如此看来，我们对自己的认知似乎取决于该区域的功能。但除此之外，它还牵涉其他许多系统。在神经退行

---

① 这些症状意味着丧失了视觉层面的自我识别。而且右脑半球的病变比左脑半球的病变更容易诱发失认症。有时，罹患严重精神疾病时，出现的症状中也会包含这些现象。患者亲属往往不得不遮盖住家里所有的镜子。

性疾病中，自我认知很容易被瓦解，比如阿尔茨海默病就对大脑皮质相当大的一部分造成了影响。

* * *

我们人类倾向于构建出许许多多具有社会性的自我替代品。为了适应不断变化的社会环境，我们在不同时间、不同场合中都会用到这种构建方式。这也成为很多电影和小说的主题。但即使在神经学意义上，自我仍然是支离破碎的存在。对于我们现代人大脑皮质的大部分区域来说，要想将自我的各个组成部分联系在一起，必须依靠一个复杂的网络。因此，自我意识容易受到大脑疾病的影响，原因也就不足为奇——自我的存在基础，就是跨模态网络的完好无损。如此一来也就不难理解，昆虫、两栖动物和鸟类为何无法识别自我。像青蛙、海鸥、火鸡这些动物的大脑中，就缺乏自我体验所必须有的联合和整合区域。事实上，海鸥通过一张一合的嘴巴来识别雏鸟，火鸡通过叽叽叫来识别雏鸡，而这对它们而言已经是莫大的挑战。人类感官的综合性，与这种碎片化的方式恰恰相反。

你可能会产生一个合理的疑问：自我体验的意义究竟是什么？为什么我们不能在自我缺位的情况下生活？失去自我识别能力的话，我们又会错过什么？我们或许能够从进化方面给出解释：人类进化出的自我以及独特的个体感觉，强化了个人记忆和经验教训。自我体验可能会抵消所谓的绑定问题（binding problem $\rangle$[1]，当然也不排除另一种可能性：自我体验根本无关进化功能，只是人们对印象和思想进行高级反思所带来的一个副作用——如果将意识比作海洋，自我体验只是海面上泛起的小小涟漪。

人类是追寻意义的动物。我们在环境中寻求整体模式，在思考中探索新的意义。或许从更广泛的层面上说，我们的想象力可以被视为一种重组感知的表达方式？我们感知的整合是想象力的先决条件，这并不是一个新近才出现的想法。至少从亚里士多德的共通感（sensus communis）开始，这一理念就在西方哲学的非正统传统中反复出现。亚里士多德认为共通感是思维中的一个超越感官的维度，高于个别的感觉。用更现代化的术语来说，亚里士多德的理念是感觉中立的表征形式，为人类最为抽象的思维提供了框架。想象过程中会出现感官统一，这一理念在 18 世纪和 19 世纪启蒙哲学浪潮中也很突出。约瑟夫·艾迪生这样的哲学家提出了大胆假设——感官的整合可以创造模式的融合，从而在思想中孕育出充满创造力的新形式。

这些想法不无道理。我们可以将想象中的图像和特征以新的组合形式进行整合，从而在思维中创造新的意义。然而，如果把发生在人类大脑皮质中的所有连接都视为一个单一存在的系统，那绝对是一种误解。亚里士多德提到共通感的时候，想到的

---

① 各个感官会分别感知同一物体的不同属性，大脑如何将这些感知整合为对该物体的统一认知，就是"绑定问题"。——编者注

似乎是一种独立于感官存在的表征形式。但其实，人类大脑皮质中的连接是有区别的。人脑中若干不同跨模态系统的发展，创造出各自独立的相互连接，并且在不同区域中有不同的表现。举例来说，某种类型的视觉印象通常会与某种类型的触觉印象产生连接，就好比我们人类在外部世界中看见自己的双手，同时在内心世界中感觉到它们的存在。因此，尽管在后期的多感官处理层面上，整个人类大脑皮质从原则上讲是一个高度连接性的区域，但在不同的区域之间，这些连接的方式却各有不同。

人脑的多感官系统（即联合区及其广泛的相互连接）和人类的一些特殊属性有关。健康人群中某些人神经系统出现的特殊症状就很能说明问题。这种特殊症状被称为联觉（synesthesia），代表了异于常人的感官联系。处理（通常意义上）独立感官的大脑区域之间的联系增强，或许可以解释这种特殊性的产生。我们不妨这么定义：这是高度连接性的一个副作用。这种现象之所以引起研究人员的兴趣，是因为这种大脑连接性的增强只存在于人类身上，而未发现于其他动物身上。

联觉引人注意的地方还体现在另一个方面。这一现象反映了抽象概念和具体感知的连接过程。联觉展示出我们的大脑是如何将抽象思维和感官印象联系在一起的。也就是说，它揭示了人类思维背后的某种生物学属性。听起来是不是很复杂？别着急，这个激动人心的话题，我们会在下一章详细阐述。

第 11 章

"温暖的色调"和"甜美的气味":
语言是一种思维的联觉

> 一个女人咯咯笑着,将一切都染成了黄色,空气中弥漫着焦油的气味……窗外的一只鸟儿,吐出银色的烟花。
>
> 迪米特里,联觉者,摘自瑞典网络论坛

在瑞典极北地区或是南部海边居住的人们,想必都清楚大雪过后的世界会变得多么安静。仿佛一张松软的毯子向四面八方铺陈开来,掩盖住所有声音。2014 年初雪后的一天,我和一个朋友站在通往一幢房子的桥上。新落下的雪干燥而洁白,将冬日的阳光反射出去,看起来明晃晃的一片,失去了色彩,外面的街道和人行道看来并没有区别。我的朋友兼同事弗丽达,就那么怔怔地看着自己停在屋外的汽车。当时我在考虑如何把车从雪里铲出来,而弗丽达已经开始琢磨别的事了。她告诉我,自己总会从字母和数字(包括车牌号)中看到颜色。或许那天的无色状态唤醒了她的记忆。当太阳冲破云层光芒四射时，这种颜色的缺失感进一步增强了。或许一切的契机都源于她看见了自己的车牌。不管怎么说吧，总之弗丽达告诉我，她对车牌一直很着迷。她最喜欢的，莫过于自家那辆沃尔沃 V20 的车牌：CFK325。20 世纪 80 年代，当她还是个孩子的时候，CFK325 所呈现出的，是美丽的绿松石蓝色。

"对我而言，C 代表靛蓝色，比其他字母更显眼。F 象征清爽的绿色。K 是金色的，和我父母家装饰柜里金汤匙的颜色一样。我一直都是这样看待色彩的。"弗丽达告诉我。

"你说这样，具体指哪样？"问这话的时候，我内心是有些疑惑的。因为在我看来，她的车牌就像掠过夏日天空的燕子，黑白分明。弗丽达沉思了半晌，然后答道：

"它们就在那儿，完全不受我控制。我这么说不知道你能不能听明白，反正我也不知道为什么，那些颜色既存在于外面的世界，又存在于我的大脑之中。"

我不明白她的意思。弗丽达描述的是神经系统的奇怪机制，我所感兴趣的，只是她充满字母和数字的不平凡世界。对我来说，字母和数字是能想象到的最平凡的东西之一。而弗丽达告诉我，只要想到字母和数字，她的眼前就会出现色彩。这些色彩使字母和数字闪烁着五颜六色的光芒，让她很容易就记住电话号码。有好几次，她都不能确定，自己眼前看到的色彩是真实出现在外部世界的，还是仅仅存在于她的脑海之中。后来，她不情愿地同意用她认为合适的颜色把这些字母画下来。

"反正永远都不对，"她坚持认为，"画出来的这些颜色，和我看到的字母颜色，永远都不一样。"

关于这些鲜活生动的额外感觉（或称联觉），弗丽达是第一个向我描述的亲历者。在她眼中，数列是有形状的。从孩提时代开始，这些颜色和形状就没有变过。

"一直到十几岁的时候，我都以为，每个人都能从字母中看到颜色、从数字中看见形状。我从没怀疑过这一点，自然也没问过别人。"

20世纪50年代的时候，弗丽达的妈妈还是个小女孩，她说自己看见了不存在的颜色，因此接受了一次精神病学的评估测试。后来，弗丽达的妈妈一直对这件事讳莫如深。不过弗丽达对此并不介意。她告诉我，家族里的好几个成员都有类似的奇特症状。

有一次，我随手翻开一本尘封已久的旧书——苏联神经心理学家亚历山大·鲁利亚所著的《拥有无限记忆的人》，其中一处似乎相似的细节深深打动了我。[150] 该书的主人公 S 是一位拥有惊人记忆力的苏联记者。如果很长一段时间接不到新闻任务，他就会以记忆大师的身份出现在观众面前，靠表演记忆绝技赚钱养活自己。书中提到，S 所拥有的感官感知能够自动紧密连接在一起。比如，字母和数字能够唤起某种特定的颜色或某一特定的属性，从而帮助 S 记住大量信息。比如，他可以记住一大长串的演讲词，甚至记住但丁的意大利语版《神曲：地狱篇》里的一整章（而他对意大利语一窍不通），而这只是因为对于他来说，所有信息都和具体图像有特定的对应关系。这位 S 在现实中的原型名叫所罗门·谢列夫斯基。在读这本书的时候，我意识到，鲁利亚笔下的记忆大师和弗丽达在神经系统方面有着相同的特异功能。亚历山大·鲁利亚书中的主人公所拥有的联觉，比弗丽达的更为多维化（他有着多重相互关联的感官体验），不过，从字母中看到颜色这一点，S 和弗丽达的表现几乎一模一样，这实在是有趣的巧合。

那个白雪皑皑的冬日之后，我又陆续接触到其他的联觉者。其中一个年轻人名叫延斯，他的字母表所呈现的颜色和弗丽达的不同，但对他自己而言是始终一致的。他告诉我，自己打小就很不喜欢 Uno 这款纸牌游戏。

"那些数字不断以错误的颜色呈现出来，让我看了直犯恶心，"他解释说，"所以我根本没法集中注意力玩游戏。"

21 岁的设计师汉娜则从音乐声中看见了颜色。

"在我看来，大多数类型的鼓和镲都是深浅不同的蓝色。一些特殊的噪音是红色的，其中还透着粉红。一直都是这样的。《惊魂记》的浴室谋杀场景所播放的背景音乐，就是一道明晃晃的白光。"

和我交谈过的几名联觉者都提到了声音中的颜色，也就是一种"彩色听力"。后来我才知道，这就是所谓的声色共感。除此之外，这些联觉者的表现完全正常，也没有任何神经系统的异常。总的来说，联觉似乎是一种无害的现象，但这种现象本身着实令人费解。这究竟是怎么一回事？他们所提到的字母和声音的颜色是一种比喻，还是他们真的对颜色、形状和味道有具体的印象？果真如此的话，是什么导致他们大脑感觉皮质的神经元开始不受控制地发送信号？

* * *

你能想象得出听见颜色或品尝形状是什么感觉吗？每次听见C大调旋律，你的眼前就会浮现出天蓝色的具体印象。而每次你读到A的时候，这个字母就会呈现出绿色。一些牌子的咖啡喝起来味道太蓝，又或者，每当你识别出一个特定的形状，比如金字塔时，嘴里就会泛出20世纪90年代流行的甜味早餐麦片的味道。

联觉者所经历的，正是这种具体的感官联系，而相互联系的感官通常是两种，有时是三种甚至更多。最常见的情况是对字母、数字、文字或音调产生色彩印象。对联觉者来说，一个印刷体字母或是一个声音，都可以引起他们对颜色的感知。比如字母D总是让人联想到浅蓝色，并且这种联想不会随着时间的推移而改变。像这样从字母中看到颜色的现象，被称为字母-颜色联觉。有个字母-颜色的联觉者，当被问及自己的狗状态如何时，她首先会看到彩色的"狗"这个字，然后才能想到狗本身。这些色彩往往与抽象的事物，比如数字、质量、方向、城市、钟点或星期几相联系，好比说，在联觉者的概念里，"星期五就是黄色的"。

还有一种现象被称为声音-颜色联觉，比如咝咝声看起来都是橙色的，而 C 大调旋律都是浅蓝色的。一个声音-颜色的联觉者，可能会体验到钢琴的白色琴键在敲击时激起彩虹般的色彩，其中每一种颜色都由琴键触发的音符决定。对于他们来说，一个特定的声音会触发一种特定的颜色。动物的叫声是声音-颜色联觉最为常见的触发介质，比如鸟鸣就容易触发彩色图像。对于美国联觉者亨利·吉尔伯特来说，狗吠的颜色完全取决于狗的品种。比如，德国牧羊犬低频的汪汪声是黑色和灰色的，和胡椒粉的颜色差不多。而吉娃娃短促的叫声则是一个个小白圆圈。联觉的现象同样适用于非旋律性的日常声音，比如清洗碗碟时发出的乒乒乓乓的碰撞声，或者门铃叮叮咚咚的响声。

联觉者可能会做出一些看起来不可思议的描述，比如薄荷的口感就像"凉冰冰的玻璃门柱"，或者，"柠檬的形状尖尖的，往我的脸上和手上一压，就好像钉子扎一样"。[151] 数字-形状联觉意味着感知的数字、钟点、月份和其他数列信息在空间中对应着特定位置。这是一种相对常见的类型，也是弗丽达向我描述的情形之一。我注意到，通过联觉被赋予具象延伸的，往往是较为抽象的东西，比如时间、字母，或是有序数列（比如一年中的月份）。我不禁好奇，联觉者的世界会不会格外具体呢？

* * *

100 多年前，弗朗西斯·高尔顿爵士（Sir Francis Galton，1822—1911）撰写了第一份关于联觉个案的科学报告。高尔顿爵士是查尔斯·达尔文才华横溢的表弟，是英国显赫的达尔文-高尔顿家族的后裔。简单来说，高尔顿爵士是一位统计学家、遗传学家、心理学家、人类学家、冒险家、社会学家、发明家、地理学家和气象学家，也是最早研究智力遗传科学的先驱人物之一。[152]高尔顿在报告中提到，一小部分人（从其他方面来看，精神完全正常）在感官知觉方面具有特殊性。对字母、数字或声音产生颜色印象，在这群人中最为常见。高尔顿还注意到，这些现象在家族中往往不是个例，这表明联觉存在遗传因素。不过长期以来，学界对联觉都是存在争议的。心理学家对这一现象的解释（或者确切地说，为否定它而找的解释）是，联觉的额外印象其实是记忆的一种形式。比如，一个人如果小时候玩过冰箱上的磁性彩色字母，成年之后就会由字母联想到颜色。这种解释往往并不被联觉者认可和接受。他们描述说，自己的印象总是比记忆简单——而且经常与记忆相悖。

联觉的多样性和个体化或许是让人们对其产生怀疑的原因。在一个生动鲜活的经验世界中，联觉意味着与通常感知不同的印象。根据个体自发上传的报告，研究人员已经确认了超过 60 种不同的联觉类型。其中，人格化联觉是比较常见的形式，它意味着序数、日期、月份和字母被赋予了人类性格。例如，数字 1、2、3 是"个性不够鲜明的孩子"，而数字 7 则"精神昂扬、奢侈阔绰、欢天喜地、人见人爱"。[153]另一种变体是将口头语言视为说话者嘴里吐出的纸条。联觉长期以来得不到认真对待，一个原因也许来自它的多样性，另一个原因可能是我们平时也会使用

"温暖的色调"或"甜美的气味"等表述，并且认为将不同感官联系起来是很正常的，而联觉只是游走在这种联系的边缘而已。不过，近几十年以来神经科学的进步已经改变了这一局面。很显然，联觉是一种遗传性的神经特征。一如弗丽达所说的那样，联觉是家族性的现象。这意味着存在一个或多个联觉基因。高尔顿最初的猜测也在今天得到了证实。联觉者所继承的应该是一种特征，该特征会影响大脑处理感觉印象的方式。

不论种族和肤色，联觉在所有人群中的表现形式都极其类似。对联觉者在人群中所占比例的估计，长期以来都存在很大差别，从高尔顿估计的二十分之一，到研究人员理查德·西托维奇（Richard Cytowic）估计的两万分之一不等。[154] 这些差异可以用研究设计方面的区别来解释。最早通过随机选择的对象调查最常见的联觉现象的研究报告是 2006 年由心理学家朱莉娅·西姆纳（Julia Simner）发表的。结果显示，每 24 个人中就有一人主诉出现联觉现象，比例约为 4%。[155] 这和高尔顿最初估计的结果相近，且比大多数人所猜测的比例要高得多。至于另一种怀疑，即女性出现联觉现象比男性要普遍这一点，则并未得到证实。恰恰相反，这种现象在两性中出现的比例似乎差不多。

最新的大脑成像研究表明，对于那些能从字母中看到颜色的人（即字母-颜色的联觉者）来说，他们大脑颞叶梭状回中的字母处理区域的激活，会诱发颜色功能区 V4（有时是 V8）的共同激活，而这一联动并未发生在正常人的大脑中。梭状回包含一个字母处理区域，这一区域会被单词、字母或数字激活，且与字体、大小无关。然而，这一区域并不会被口头语言激活。在该区域被激活的同时，处理颜色印象的区域也被激活，这就是说，我们在识别字母的同时，也识别了色彩。字母-颜色联觉现象的产生，似乎是表征字母或数字的神经元和表征颜色的神经元（比如 V4 区域内的神经元）交叉连接所致。一个人在看到字母时，神经元的激活会产生溢出效应。研究人员杰米·沃德（Jamie Ward）证实，对于掌握手语的联觉者来说，用手表示字母时所获得的颜色印象，和他们阅读字母时所获得的颜色印象完全一致。[156]

从解剖学的角度看，相比于相距较远的区域，大脑皮质中相距较近的区域更可能彼此建立连接。因此，联觉现象的一个可能的解释是，基因突变导致相邻区域之间的连接增多，或者连接的敏感性增加。[157]比如，在人类大脑的颞叶中，两个颜色处理区（V4 和 V8）和视觉字母处理区就靠得很近。[158]

考虑到梭状回面孔区也处于这些颜色处理区域的附近，[159]人脸周围出现色彩轮廓的联觉现象也就不足为奇了。对人脸的识别度似乎也起到了一定作用，因为很多联觉者表示，色彩轮廓只会出现在自己熟悉的人身上，对于不认识的人，其面部轮廓的色彩反而更接近透明。一位联觉者表示，自己会为活蹦乱跳的动物勾勒出有色彩的轮廓，而且她"必须先了解动物的个性"，才能确定颜色的种类。我们在形容别人的时候，总是用"灰头土脸"或是"多姿多彩"之类语意含混的词，而联觉者的形容要具体且感性得多。（不过另一种观点是，哪怕是"灰扑扑"这样的说法，追根溯源也是联觉者的贡献。）对另外一些联觉者而言，某个人周围的色彩轮廓代表了某种情绪代码。来自美国的联觉者丹尼·西蒙这样形容自己看到的色彩光环："大家都说愤怒是红色的，可我看到的愤怒是紫色的。如果我对孩子们发火，朝他们大吼大叫，他们身后就会出现紫色光晕……直到气消了，紫色光晕才会渐渐淡去。"[160] 某些艺术肖像画中也会有类似的呈现。比如，我们在希腊东正教圣像画中看到的彩色光晕很可能是一种联觉现象。

* * *

虽然人类的联觉基因还未得到完全确定，但有一种理论已经在学界得到广泛支持，那就是：大脑各个区域的过度连接，会导致知觉感官的异常交叉激活。某些类型的联觉——比如字母-颜色联觉——同样存在着一种系统性的模式。比如，字母 A 更有可能被感知为红色，而非蓝色或绿色。科学上对此的解释是，从解剖学上看，处理字素（像 A 这样的字母）的是颞叶内的区域，因此它也更有可能和 V4 区域内处理颜色的神经元发生连接。因此，知觉的联觉关联模式并非完全随机的，在发生某种连接时，它同样受到大脑皮质解剖结构的影响。

鲁利亚在《拥有无限记忆的人》一书中所提到的犹太裔苏联记忆大师所罗门·谢列夫斯基记得自己小时候被教导用希伯来文做祷告。当时还是小男孩的他，并不理解这些词的含义，但这些词语的发音总会引发一些视觉印象，包括呼哧喘气、热气蒸腾或水花飞溅等等。后来等长大了，他也理解了这些词的含义，但那些视觉效果仍以同样的方式存在。谢列夫斯基对语言声音的听觉处理，似乎与大脑皮质视觉区域非具象的简单视觉形状印象直接相关，而不需要理解任何词语。因此，语言声音得到了具体的表达。

因为拥有极强的联觉能力，谢列夫斯基在日常生活中遭遇到一些特殊的困难。他向鲁利亚讲述了其中一件事："有一次我去买冰激凌……我走到售货员面前，问她现在有哪种口味的冰激凌。当时她回答说：'水果冰激凌。'但她说话的腔调，就像嘴里吐出了一大堆煤块一样，一股黑色的烟灰涌起。听完她的回答，我口味顿失，什么冰激凌都不想吃了。"

这种类似幻想的联觉体验实在太过匪夷所思，以至于影响到整个思维。根据鲁利亚的说法，S对细节的记忆拥有无限容量——当他听说或联想到单词和句子时，强势的具体感官内容会持续出现，从而给抽象思维造成障碍。这一过程如何发生，我们难以知晓，或许他的世界太过具体了。强烈的具象感让他难以深入思考问题。也有一种理论认为，这种对具体细节的关注，是所有联觉者的共性。

联觉所产生的多样化印象，有时会让人难以集中注意力。如果你是一种类型的联觉者，那么你有50%的可能还有第二种类型的联觉。[161] 这意味着拥有多种额外印象在联觉者中间是较为普遍的现象。一位来自瑞典的联觉者形容说，当舌头触碰上唇时，"感觉外表呈现明亮的粉红色，然而内里是中空的黑色，深不见底"。同时，她脑海中还会浮现出枕头的形状。15岁的迪米特里是生活在瑞典的俄罗斯二代移民，也是一位拥有多种额外印象的联觉者，他在瑞典的一个联觉者网络论坛上记录道："窗外的一只鸟儿，吐出银色的烟花。加拿大鹅让空气中充满了汽油味。"他还形容说："一个女人咯咯笑着，将一切都染成了黄色，空气中弥漫着焦油的气味……"一些联觉者的印象和思维被各种感觉塞得满满当当，几乎要外溢出来。

* * *

联觉的迷人之处或许和哲学家所谓的质感（qualia）有关。所谓质感，指的是体验某种事物的主观经验。[162] 比如，轻柔的灰色天空在大西洋上空蔓延开来的感觉，海洋的气味，大提琴琴弦振动的声音，或者（就我自己最喜欢的质感来说）秋日阳光下山毛榉树干呈现出的浓郁的绿松石色，以及咖啡的口感——当然这些都源于个人的感受。因此，质感这个概念其实是某种意识内容的私人体验，具有心理感受的主观特征。一些激进人士甚至言之凿凿地声称，质感才是唯一真正的现实。伍迪·艾伦对此发表过幽默评论："我讨厌现实世界……不过话说回来，你还能在哪儿吃到美味的牛排？"这其实是肯定了现实的重要性。

假设你很熟悉蓝山雀或蝴蝶，你对这些生物的颜色印象很可能与人们通常所见的存在差别。联觉的体验，就涉及这些非同寻常的颜色感知。联觉者往往会触及超出人类色谱范畴的色彩。一个名叫古纳尔的联觉者说，在她眼中，一种明亮的粉绿色明显不同于其他任何色彩，而字母 G 的颜色，就好像"积雪包裹着的白桦树，在柔和的阳光下所反射出的苍白而模糊的粉色"，但它并非真正意义上可以被定义的颜色。一些联觉者之所以能够体验到这种"火星色彩"，很可能是因为他们的大脑激活了颞叶中一个对颜色敏感的神经元网络。他们所看到的这种"火星色彩"，证实了大脑生物学构造和主观感受之间的联系。从而我们可以见证，大脑网络的微小变化如何创造出一个新的现实，从而改变了对整个世界的体验。

联觉的另一个方面，关系到胎儿大脑向成年人大脑发育的过程。在新生儿大脑中，大脑皮质的不同区域之间存在着大量的连接。在生命的最初几年，随着突触数量的减少，相当一部分连接会逐渐消失。

发达的神经元连接自然会让人有发达的联想力。确实有一些证据表明，儿童的感觉联想比成人的更为发达。在针对学龄前儿童的一些研究中，明确表达颜色和音乐旋律之间存在关联的儿童比例多达 40%。尽管目前还缺乏足够实验来证明儿童和成人之间的确存在差异，但有观察表明，相比于成年人，联觉现象在儿童中更容易出现。一个 3 岁半的日本男孩，对声音-颜色联觉现象的描述着实令人惊叹。晚上睡觉前，他听见了蟋蟀发出的两声尖锐的刮擦声，于是脱口而出："那个小小的白色噪声是什么？"紧接着他模仿了蟋蟀的声音。[163] 这个男孩还形容过电风扇的声音多么橙，还有青蛙的呱呱叫声多么蓝。相比于成人，学龄前儿童对世界相似性和共性的感知也更敏锐。在学龄前的年龄段中，儿童无拘无束的想象力，比成人的想象力形式更为具体，也更为奇妙。我们可以从儿童充满童稚的表达中捕捉到这种倾向，比如"外面的雾气就像说悄悄话一样"。

创造性的儿童思维中存在一个游移的标尺，从联觉到神奇的连接，到更常见甚至能被成年人接受的比喻。儿童更容易感知感官之间更广泛的联系，原因或许在于，儿童不像成年人那样，对生活预设了条条框框的限制。但更有可能的一种解释是，儿童的大脑中的神经系统状况是不同的。童年时期广泛而具体的联想，或许反映出大脑区域之间有着持久而强烈的联系。还有一种可能性是，在幼儿群体中，联觉其实是一种正常现象。

* * *

约翰·休林·杰克逊（John Hughlings Jackson）关于梦境的看法、库尔特·戈德斯坦（Kurt Goldstein）关于抽象的理念、诺曼·格施温德关于多感官知觉的描述，以及理查德·西托维奇关于联觉现象的著作《联觉：感官的联合》（*Synesthesia: A Union of the Senses*），都属于神经学中认知传统的一部分。这些理念启发我萌生出这样一个想法：或许我们不为外部世界所知的想象，其实也是感知范围扩展的一部分结果。不仅仅是联觉者，对于我们所有人而言，知觉都是多感官的。感知在我们的思维中得到整合，并与我们所体验到的意义相结合，在一个相当抽象的层面上发挥着作用。即使是相当抽象的想法，也会通过和感知内容的连接，而被赋予具体的内容。

我们思维中的连接方式，与我们感知的相似性有关。有些联觉现象的相似性更为常见，也更为大众所认可和理解。比如说，神经正常的人（即非联觉者）是能够理解嗅觉和味觉之间的相似性的。就好比说，我们会说丙酮闻起来很甜（尽管我们大多数人都没有尝过丙酮）。薄荷既体现一种香气，也体现一种味道，还代表了舌尖上冰凉的口感，这是我们大多数人联想到薄荷时的共识。其他的例子还包括，我们在描述个体的心理特征时，会从隐喻意义上借用感官和物质世界的概念。当一个人被冠以"热心肠"、"大放异彩"、"苦涩"、"尖酸"或"热情如火"等形容词时，人们是很容易从直观上理解的。（很少有人会误会一个人"温和"与"热情"之间的区别。）包括软硬、冷暖这类的感觉属性，也可以被用来表示某个人的个性特点，我们还会将某种音乐类型命名为"蓝调"。这种整合方式的产生，源于我们在理解环境时，有能力动用视觉、听觉、嗅觉和触觉的直观印象。而大脑中网络的整合，使得我们能够从各种印象中感知新的意义和得出想法。大脑连接性增加，这样的进化优势意味着对于表面上毫不相干的事物，我们人类依然能够感知到其中千丝万缕的联系。许多无脊椎动物、两栖动物和鸟类均缺乏统一的感知，而人类的感觉整合使得我们和它们拉开了巨大距离。

＊　＊　＊

　　大多数联觉者很少和他人分享自己的经历和体验。有些人根本不相信自己的感知力"不正常"，当意识到别人对世界的感知方式不同于自己时，他们会非常惊讶。但话说回来，联觉在我们的文化中是长期存在的，或许从未缺席。其中一个最奇妙的例子来自法国作曲家奥利维耶·梅西安（Olivier Messiaen，1908—1992），梅西安的母亲塞西尔·绍瓦热（Cécile Sauvage）是一名诗人，父亲皮埃尔·梅西安是一名英语教师，曾将莎士比亚剧作翻译成法语。从巴黎音乐学院毕业后，奥利维耶·梅西安决定践行一些独特的想法。他酷爱旅行，在日本和美国旅行时所目睹的自然风景，赋予了他丰富的创作灵感。其中对他来说意义最为重要的景点之一是美国犹他州的布莱斯峡谷。梅西安将其形容为"美利坚合众国最珍贵的瑰宝"。梅西安在作曲时也受到动物声音的影响。在他看来，鸟类是世界上最伟大的音乐家，而出于对鸟类的浓厚兴趣，梅西安甚至将鸟鸣声转录为音符和旋律。但梅西安最著名的创新，莫过于使用联觉色彩作为作曲的基础。梅西安形容说，不同于其他音调–颜色的联觉者，他从声音中感知到的是色彩复合体。这些色彩感知奠定了他创作的基调。梅西安在理论著作和音乐作品中，都用了一种几何化的色彩感觉。他发明了所谓的"有限移位调式"，试图在颜色和声调之间找到相对应的系统。在音乐理论著作《节奏、色彩和鸟类学的论著》（*Traité de rythme, de couleur, et d'ornithologie*）中，梅西安阐述了音阶中的色彩对称性以及和弦中的色彩复合体。从梅西安的著作中，人们可以读到他对声音色彩的描述，比如在提到布莱斯峡谷岩石的颜色时，他的描述从简单的颜色组合到画家式的艺术描绘，拥有极大的延展度，比如"蓝紫色的岩石，其间点缀着灰色小方块，钴蓝色、深普鲁士蓝，映衬在紫罗兰、黄金和红宝石的色调之中，因为淡紫色、黑色和白色的星星而更显深邃"。[164] 在他创作的乐谱中，梅西安也会用颜色来标记音符，其中的代表作是《从峡谷到群星》(*Des canyons aux étoiles*)。通过这首曲子，梅西安尽可能准确地还原了峡谷景观的声音印象。

就梅西安的例子而言，对颜色的感知成为他创作的核心。但他同样能从其他作曲家身上感知到色彩的特质，其感知对象包括蒙特威尔第、莫扎特、肖邦、瓦格纳、穆索尔斯基和斯特拉文斯基。对梅西安而言，音乐创作无所谓模式、调式和序列之分，只在于有无颜色的差别。

一些研究表明，相比于普通人，联觉现象在作家（尤其是诗人）和艺术家中要更为常见。研究人员乔治·多米诺（George Domino）随机选取了 358 名水平较高的艺术学生进行抽样调查，结果发现，联觉的比例高达 23%，远高于联觉在其他人群中的占比。多米诺还将部分联觉者和非联觉者的对照组进行了比较，他发现，作为一个群体而言，联觉者在创造力方面的表现明显要优秀一些。[165] 不止一位作家和艺术家强调过联觉的作用。作家弗拉基米尔·纳博科夫（1899—1977）在自传体小说《说吧，记忆》(*Speak, Memory*)中，描述了多种联觉现象（包括字母–颜色联觉）。根据纳博科夫的描述，字母 A 会因为所在的语言而发生变化："对我来说，英语字母的长元音 A 代表天气、风和暗木的颜色，而法语字母的 A 则给人以抛光乌木的印象。"[166] 他还提到过一个更复杂的、近似于隐喻的联觉概念：忠诚这个词，就好像躺在阳光下的一柄金色叉子。

联觉的视觉艺术家包括大卫·霍克尼，（很可能）还有俄国的瓦西里·康定斯基。拥有音调-颜色联觉印象的音乐家代表则有利盖蒂、李斯特和艾灵顿公爵。（艾灵顿公爵曾说："我听见乐队里的一名乐手弹奏了一个音符，它呈现出一种颜色；另一名乐手演奏了另一个音符，它呈现出另一种颜色。"[167]）在现代的音乐人中，理查德·D. 詹姆斯（其艺名 Aphex Twin 更为人所熟知）、洛德、史提夫·汪达和比莉·艾利什都曾有过联觉体验。科学界也不乏联觉的例子，比如量子物理学家理查德·费曼就曾描述过自己如何在数学方程式中看到了颜色［《发现的乐趣》（*The Pleasure of Finding Things Out*）一书中也有提及］。

* * *

在我们正常的思维中，隐喻有可能非常接近联觉。希莉·哈斯特维特在自传《战栗的女人》（*The Shaking Woman*）中，回忆了前往冰岛的一次旅行。在寸草不生的大自然中，她路过了一片湖泊，湖水泛着苍白的蓝绿色。而这种颜色给了她"重重一击"，她能感到生理上的疼痛，却又无法抗拒。湖水的蓝绿色调淹没过她的身体，给她以震撼的体验。城市里的颜色和灯光则唤起了她其他的感觉："午后的阳光透过窗户洒落进来，温柔而和煦，朦胧的街灯充满了挑逗意味，而霓虹灯则显得冷酷无情。"[168] 这些描述和联觉现象不乏相似之处。不过，联觉源自感官属性的相互连接，以具体感官现象的形式出现，而隐喻则属于认知范畴，通过大脑皮质高级阶段的连接而产生。从解剖学的角度而言，联觉可以被解释为大脑皮质中级阶段相互连接的一种表现。

＊　＊　＊

在很多人看来，英语中的一个短语充满了特殊的美学光辉。一些美国和英国作家，都会把 cellar door 这个词组描述为英语中人们能够想到的最动听的声音组合。不可否认，这些音节具备一种旋律性，感觉好像闪烁着冰晶般的光泽，或给人以波光粼粼的浮想。声音的美感并不源于字面上的平凡含义（cellar door 的意思是地窖门），而是来自声音本身似乎具备的一种特殊质感。据说，这种质感使得 cellar door 这个短语受到 J.R.R. 托尔金和埃德加·爱伦·坡等作家的赞赏和追捧。有传闻说，爱伦·坡将这个短语作为诗歌《乌鸦》的音素结构模板，而 never more（永不复焉）一句，则是他能想到的和 cellar door 最接近的声音。

这些特征很难用传统的语言理论进行解释。语言学界普遍认为，语言的声音（即所谓的音素）和语言的意义之间没有联系。在整个语言学理论领域，词语的具体声音结构原则上是随机呈现的、无关词语的单独含义。而类似 cellar door 这样的短语似乎指向了一个截然不同的方向。或许，还有其他表达方式同样具备固有的知觉层面（从而引申到语义学层面）的属性？

语言学中认为，词语的发音和意义之间并无关系，与这一理念形成鲜明对比的是，20 世纪后半叶的研究所显露出的一些迹象，表明我们口语中的发音本身就具备知觉–语意的属性。这也就是所谓的语音象征。举例来说，不同的元音能够以相当大众化的方式，与光明或黑暗等属性联系在一起。[169] 大多数人都认为，相比于元音 u 和 o，元音 i 和 a 更为明亮，许多语言里表示白天和黑夜的词语都能反映出这一点。拉丁语的 dies（白天）听起来比 nox（黑夜）更为明亮。出生于奥地利的英国艺术史学家恩斯特·贡布里希（Ernst Gombrich）在著作《艺术与错觉》（*Art and Illusion*）中，描述过一种以"外星语言"形式出现的语言游戏，游戏素材仅由两个词——ping 和 pong——组成。游戏者必须选择其中一个来命名人类世界中的不同物体。比如，在 ping 和 pong 这两个词中，你会选择哪一个来表示石块，哪一个来表示羽毛呢？在这种情况下，人们的选择往往体现出一种普遍性。而这种普遍性表明，元音 i、o 和重量属性的确存在一种对应关系。[170] 这些关系尚未得到系统性研究，在这方面，为数不多的实证之一，是由日本研究人员入谷敏男所做的实验。他让神经正常者（非联觉者）描述对 35 个毫无意义的单词的感受，从而展现出了跨模态感知属性。比如大家普遍认为，zeca、taki 和小的、有棱角的、明亮的、移动的、快乐的东西相关，而 voag、huoh 则和大的、圆的、黑暗的、静止的、悲伤的东西相关。调查显示，在判断词语的感知属性和情感色彩时，个体之间达成的共识高达 75%。许多语音显示出，即使在我们平时既定的口语中，音素和单词也带有语意-感知或情感特征。语言学家德怀特·博林格（Dwight Bolinger）指出，辅音组合 fl 在发音时先突出嘴唇再卷回舌头，因此在好几种语言中，fl 相关的词语都带有延展或宽广的意思。以瑞典语为例，这类词语有河流（flod）、流动（flöda）、漂浮（flyta）、飞翔（flyga）。这表明，我们语言中的意义是先于概念层面产生的。这种意义存在于语言结构之中而非我们共同的心理词典里。

由于一种语言中出现的语音组合数量众多，所以我们很难从统计学上逐一确认关系。不过，人们在毫无预设的情况下接受测试（往往是第一次测试）时，对无意义声音的特征往往能达成一致意见，这说明了这种关联性并非随机产生的。[①] 语音象征在普通的语言中受到了压制和限制，但在儿童语言和诗歌中则表现得非常明显。有些时候，诗歌语言的内容，其物理性（或感知性）

---

① 关于语言中潜在的跨模态关联，一个有力证据来自布伦特·伯林于 20 世纪 90 年代做的一项实验。伯林召集了一些说英语的受试者，用秘鲁原住民的万比萨语（huambisa）向他们展示了一些关于鱼和鸟类的词语。万比萨语和英语不属于同一个语系，但伯林发现，说英语的这些受试者虽然并不理解词语本身的意思，却仍然能够大致区分鱼和鸟的名字，其准确率之高，已经超出了偶然性所能解释的范畴。在排除了拟声词可能造成的暗示后，伯林得出结论：受试者对声音有着直觉的理解，这揭示出，人类在感知和发出语音时，普遍存在语音象征。

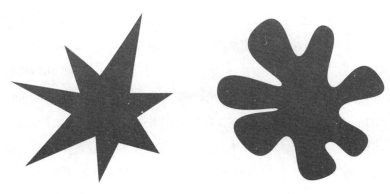

哪个形状叫奇奇（Kiki），哪个形状叫波巴（Bouba）？哪个形状看起来比较傲慢，哪个形状看起来比较谦虚？

反而胜过了智识性。在语言学的传统假设中，声音和意义之间的关系偏向于任意和随机，然而实验结果所证明的关联性恰恰与这种假设相反。语言声音并不只是具备延展、重量、光明或黑暗等属性。语音和形状之间的相互影响，同样可以说明类似的关系。所谓的波巴／奇奇效应便是其中之一。

上图中以形状呈现的视觉对象，是由德国心理学家沃尔夫冈·苛勒（Wolfgang Köhler）所开发设计的实验。苛勒也因为对黑猩猩的心理学研究而闻名。关于波巴／奇奇效应的实验诞生于 20 世纪 20 年代，苛勒向人们展示这两个形状，并提出类似的问题："如果用一门我们都不懂的语言来说的话，这两个形状，一个叫奇奇，一个叫波巴。那你觉得，哪个是奇奇，哪个是波巴？"大约 95% 的人都会回答说，左边的是奇奇，右边的是波巴。无论任何群体，只要是第一次看到这两个形状，得出的答案都差不多。换句话说，波巴 / 奇奇效应并不是后天学习培养出来的。它是声音和视觉形式之间关系的一种表达，而且具有普遍性。左边形状的尖角，仿佛在模仿尖锐的语音结构，因为"奇奇"一词在发音时，我们必须咧开嘴巴，将舌头抵住上颚。而右边饱满的形状对应着"波巴"的柔软声调，以及发音时嘴唇聚拢而成的圆形。[171] 由此不难看出，声音有一种与视觉形式相匹配的神经学轮廓，类似于一种神经模仿，以产生声音的运动对应视觉形式的图像。它在发声器官的动作和抽象的视觉特征之间，建立起一种隐喻性的联系。

只要仔细琢磨一下这些声音，我们就不难意识到，相比于发出"奇奇"的语音，我们在说"波巴"的时候，嘴唇的动作更为舒缓。这种关联或许存在于大脑皮质的前运动区。正是控制喉头、口腔、舌头和嘴唇活动的运动皮质和视皮质之间潜在的跨模态联系，创造出了这种类比。

这些现象表明，表面上看来毫不相干的事物，或许存在着跨模态的联系。视觉形式和情感特征之间也会形成其他类型的跨模态联系。根据诺曼·格施温德的设想，这种潜在的跨模态联系遍布我们人类的思维，而且很可能是高级语言发展的前提条件。如果声音和抽象语意（或感知内容）之间存在着潜在的联系，那么它或许为非洲智人第一批语言的传播提供了更好的土壤。事实上，假如这些属性真的存在，那么人类对物体的命名就不可能完全随机。普遍意义上的语音象征就是语言进化的有力支撑。《意识研究杂志》(*Journal of Consciousness Studies*)曾刊登出文章,讨论了存在于语言声音和知觉(或语意属性)之间的普遍意义上的跨模态联系(由波巴／奇奇效应所展示的那种),对智人语言的产生是否起到了决定性影响。[172] 当然,语音象征所能解释的,并不能涵盖语言的各个方面,比如人类语言复杂的语法结构。况且,也不是所有的语言声音都具备语音象征的属性。但是,某些语言声音和抽象物体属性之间的普遍联系,对于原始人类语言的出现应该起到了促进作用。

* * *

人类的语言,建立在颞叶的物体识别区、听觉和发声器官的运动功能之间的跨模态联系之上。从解剖学上说,这种相互联系,是通过所谓的弓状束来建立的。从字面上解释,弓状束的意思是弯曲的神经纤维。通过这束神经纤维,语言在声音和意义(比如视觉意义)之间建立了联系。从这个层面上说,语言类似于听觉–知觉／语意的联觉。语言声音以印象或感觉图像的形式触发我们思维中的具体感官现象。这完全符合鲁利亚笔下的记忆大师 S 所描述的情况——特定的声音会触发呼哧喘气、热气蒸腾或水花飞溅的画面。如此说来,将我们的语言称为"浑然不觉的联觉形式"倒也不无道理。(或许我们应该将语言称为思想的联觉,毕竟它所反映的是触发感官内容的抽象概念。)从更普遍的层面上看,联觉也是抽象思维运作的一面镜子。即使是非联觉者，也会拥有声音和文字触发图像的体验。当想到某个词语或某个概念时，我们会自动激活图像和其他感官印象。同样，联觉也会通过思考，唤起具体的感知现象。如此一来，联觉和我们进行抽象思考的过程有了相似之处。

　　或许，我们可以将联觉视作抽象思维的一个副产品。它反映了人类思维中创造意义的神经学过程，揭示了感知和思维是如何相互联系的。所以我们不妨这么假设，从一个大脑连接性较少的动物的视角来看，人类的思维就像是非联觉者所产生的联觉思维。

第 12 章

我们生活在一座"符号森林"：
隐喻、数学与梦

你这坨绿屁屁。

黑猩猩拉娜（1970—2016）

围绕"什么是符号"这一问题，一些作者尝试做出了回答，并且获得了不同程度的成功。比如，动物行为学家、生物学家和诺贝尔奖获得者康拉德·洛伦茨在 1973 年出版的晚期作品《反映的背后》（瑞典语版本于次年出版）中，就讨论了动物世界最早的符号可能是什么。洛伦茨认为，具备符号功能的物体或行为，必然起源于非洲直立行走的史前物种之一，即现代人类的前身。根据洛伦茨的观点，符号最初的产生，可能是为了满足群体凝聚力的需要——当时非洲近似人类的物种群体规模急剧扩大，仅靠个体友谊和亲属关系已经不足以维持群体的完整性。洛伦茨曾提出一种假设：这类群体中的符号，最早是象征性集体的标志，在受到外部威胁时应运而生。在相互竞争的群体发生冲突或争夺领地，史前人类被迫面对斗争时，早期的群体符号很可能发挥了重要作用。洛伦茨因此认为，最早的符号应该是旗帜、战斗绘画或是战斗舞蹈之类的东西。

德国犹太裔思想家恩斯特·卡西勒（Ernst Cassirer，1874—1945）在第二次世界大战期间曾在瑞典生活和工作，他提出了一种更为哲学化的解释：动物通过直接的感官知觉来感知它们的环境，而人类创造了一个到处都具备象征性意义的宇宙。人是一种"象征性的动物"，以象征性的方式理解所处的环境。

当然，对于象征性思维在进化过程中出现的确切时间，谁都无法给出一个肯定的答案。不过就我自己看来，表达隐喻的倾向应该能够作为一个指标。理解隐喻的能力以思考相似性的能力为基础。而人类对符号的感知，正如对于隐喻的感知一样，大部分是通过感知到的相似性来实现的。在典型的情况下，一样具体的东西可以通过固有的相似性，成为更抽象东西的象征。这种思维是高级语言产生的先决条件，可能还是更普遍意义上的抽象思维的先决条件。有没有可能，这种思维的诞生，可以追溯到我们在动物世界中最亲近的亲属？

* * *

雌性黑猩猩瓦苏（1965—2007）是第一批掌握大量单词的非人类动物之一，所学习的单词以美国手语（ASL）的字符形式出现。由于口语不适合黑猩猩的喉部结构，研究人员放弃了口语这一途径，而改为使用手语和黑猩猩进行交流，从而获得了突破性结果。美国的心理学家加德纳教授夫妇于 20 世纪 60 年代末，在内华达大学开展了一系列的比较语言学研究计划，作为计划的一部分，对瓦苏的培训取得了较成功的实验效果。瓦苏从很小的时候就被纳入实验计划，并开始接受语言训练，同时还接受了如厕训练，养成在厕所大小便的习惯。她很早就掌握了表示"脏"和"屄屄"的手势。"脏"这个词，也成为瓦苏后来使用最多的手势之一。一些观察结果表明，瓦苏可以使用包括"脏"和"屄屄"在内的若干词语，来描述具象意义上的状况。比如，加德纳夫妇观察到，如果训练者或其他瓦苏不喜欢的对象表现出"坏"的方面，瓦苏会打出"脏"的手势。比如，面对一只惹自己生气的小猕猴时，瓦苏就不断重复打着"脏猴子"的手势。另一只经过语言训练的黑猩猩名叫拉娜（1970—2016），据说在创造性的情绪状态下，她会利用耶基斯语，将人类训练者称为"你这坨绿屄屄"。[①, 173] 从这个意义上看，黑猩猩似乎已经懂得使用"脏"的象征性意义进行转移指代。而"脏"的字面意义和引申义，可能是第一个象征的标志。

使用"脏"的手势，并非黑猩猩语言中出现引申义的唯一例子。黑猩猩露西（1964—1987）曾在美国俄克拉何马大学灵长

---

① 值得注意的是，面对不喜欢的人，许多黑猩猩都有扔屄屄的习惯。至于它们在这些情况下的思维方式具有多大的象征意义，目前仍不清楚。

类研究所接受了美国手语的训练，掌握了大约 140 个符号。研究人员莫里斯·K.特默林和妻子简·特默林同露西一起生活，将它当作人类的孩子来抚养。因此，众所周知的一点是，相比于其他黑猩猩，露西和人类的关系显然要密切得多。她喜欢《花花女郎》杂志和杜松子酒，也拥有其他爱好。在第一次品尝到西瓜后，露西做出了表示"糖果水"和"饮料水果"的手势。还有一次，她震惊于白萝卜的浓郁口感，打出了"哭-痛-饭"的组合手势。在黑猩猩露西的思维中，像哭泣和痛苦这样的抽象概念，似乎也可以和白萝卜的浓郁口感这一更为具体的属性进行类比。作为经过语言训练的黑猩猩，露西的手势表达了一种简单的隐喻。相比于语法结构，黑猩猩显然更擅长表达意义。比如，在哥伦比亚大学接受手语训练的黑猩猩尼姆·奇姆斯基用手势表达过的最长的一个句子是："给橙子我给吃橙子我吃橙子给我吃橙子给我你"。

　　自从第一代关于黑猩猩语言数据的研究结果产生后，人们已经做了各种各样的解读，在获得突破的同时，当然也应有所警醒。由于关于黑猩猩手势的数据库难以建立，所以评估新的手势组合也变得困难重重，人们自然也无法计算出单词随机组合的概率。尽管存在这样的缺陷，加德纳夫妇和其他研究人员的观察都表明，如果把人类的引申和隐喻思维比作一棵大树，那么黑猩猩至少拥有能够生根发芽的种子。而且在某些常见或不常见的情况下，黑猩猩似乎能够感知到，一个物体的某个特征是其他物体的象征。近些年的研究中，也并未发现与此矛盾的观察结果。这种能力相当有趣。如果黑猩猩真的拥有能孕育出符号思维的种子，那么这意味着符号（和隐喻）并不限于语言。毕竟，作为研究对象的黑猩猩并不懂先进的语言。隐喻和符号应该源于思维中的一种抽象性，涉及对物体的象征性理解。这和思维先于语言存在的假说是一致的。事实上，许多先进的人类思维，很可能在人类进化出先进的语言之前就已经存在了，或者说，二者至少是同步发展的。在这种情况下，在我们非洲的早期智人祖先尚未拥有完整语言体系的时候，象征应该就已经出现了。

* * *

在人类思维中承载隐含意义的，不只有语言声音。物体本身也可以充满象征意义，或是拥有心理特征。比如，根据物体的坚硬或柔软的程度，石头和棉花可以"个性"十足。儿童在感知的联系方面，往往比成年人更加无拘无束，所以如果问孩子的话，他们中的很多人或许会回答说，石头比较"笨"，棉花"脾气好"。在儿童语言的发展过程中，将多层含义赋予对象和代表对象的单词，往往会持续较长的阶段。电闪雷鸣等自然现象也会在孩子的思维中获得心理特征。虽然一些例子表明，在某些情况下，4 岁左右的孩子已经能自发使用和理解隐喻和类比，但通常来说，儿童到 8 岁或 10 岁时，才能完全理解关于情感和人的隐喻意义。这可能与大脑皮质后期处理阶段跨模态连接的渐进式发育完善有关。

隐喻和类比在成年人思维中也很重要。我们头脑中最原始的类比，就是通过印象的强度建立起来的。比如，我们会将洪亮的声音和强烈的灯光进行类比，会将奔涌的溪流和动物生机勃勃的活动进行类比。在这些例子中，相似性是建立在共同拥有的抽象品质基础上的，这些品质包括温暖、明亮、强烈、充满活力等等。隐喻所涉及的主要是具体的对象和属性。它们具有更丰富的感官和知觉内容，将自身的属性挪借给抽象概念。因此，就算面对抽象事物（比如我们对自己的想法进行反思）时，我们也更倾向于感性的具象化思考。如此说来，人类的抽象思维在很大程度上是隐喻性的。但话说回来，促使隐喻发生效用的诱因又是什么呢？是怎样的契机，将仁慈之类的品质比作火光的温暖，或是将豁然开朗的感觉形容为拧开灯那一刻的敞亮？早期的解释认为，隐喻只具备语言修饰功能，而以认知为导向的现代语言学，则将隐喻描述为普遍功能模式的表达。比如说，语言学家乔治·莱考夫（George Lakoff）就已经对这种现象进行过探索，并且得出了这样的结论：隐喻源自对外部世界不同体验的表达。它们感知到的符号联系，建立在我们跨模态联合区互相连接的基础上。

　　诺曼·格施温德在20世纪60年代就已经将角回定义为"一个在思维中建立跨模态连接的大脑区域"。有趣的是，该区域还会帮助我们理解隐喻。[174] 角回受损的患者所出现的认知障碍，范围也相对广泛一些。角回受损会导致语言理解、数学和空间思维，以及口述概念等方面出现问题。[175] 但对于角回及与其密切相关的网络受损的患者来说，一个更明显的问题在于对隐喻的理解受阻。患者会形成一种奇特的扁平化思维，在面对谚语和比喻时，倾向于仅仅从字面上进行解释。类似的情况也出现在孤独症患者中（正如我们在第5章所提到的那样）。

在周围环境中看到隐喻、相似性和符号的倾向，很可能和我们大脑皮质不同区域之间联系的增加有关。通过区域间联系的增加，我们在周围世界中看到的一切都被赋予了更多的附加意义。这意味着，对于那些看似不同的事物，我们能够在更大程度上感知到它们的相似之处。

* * *

对人类而言，符号感知和呼吸或血压调节一样，都属于自然现象。物体和事件的象征意义，会在我们思维中自发地形成，换言之，我们人类通过特殊的思维方式，生活在一座"符号森林"之中。因此，在思维中将一个领域的某些特征挪借至另一个领域这一点，并不仅限于隐喻的范畴。这一特征也存在于非语言的人类思维当中。我们思维中的许多抽象内容，比如大小、时间、空间顺序和数量，都属于非感官概念。这些概念即使没有感官内容，也可以被证明，它们涉及潜在的感知意识。[176] 数学的历史充满了数量和空间范围之间的潜在联系，以及数量、大小与位置的相对应关系。从数值表达式和长度之间的简单关联，到抽象几何系统中数字和空间坐标之间的复杂联系（比如笛卡儿坐标系和欧几里得空间），我们几乎都能够明显看出这类关系。[177] 数字和空间之间的基本联系，类似于一种普遍存在于人类思维中的方位联觉（一种数字-形状的联觉）。

这些并不只是一种文化建构。一些大脑成像研究表明，语音和空间范围之间的潜在类比，源于人类大脑顶叶中两个区域神经活动的高度偶联。这种联系源自这两个区域间密切的神经联系。其中一个区域负责处理对数字的表征，另一个区域则负责控制我们对外部空间注意力的方向，这两个区域分别被称为 VIP 和 LIP。相比于其他灵长类动物，这些区域之间的跨模态连接似乎在人类大脑中得到了更为迅猛的发展。这表明，空间-数学思维是人类的发明。大脑中这些网络区域的发展，很可能为数字和空间之间的深度互动提供了基础，而这种深度互动关系，也是教育体系里数学教学法的核心所在。

我们的手和手指也与数学思维有关，一个有力的证据是格斯特曼综合征。格斯特曼综合征较为罕见，由左侧顶叶的角回损伤引起，会导致一系列严重后果：失算、失写、左右失认、手指失认等等。可见手指起到了相当重要的作用。（学龄儿童学习用手指数数，或许并不是偶然现象。）

对人类而言，算术具有空间形式。通过大脑区域之间相互联系的发展，人类已经具备了在思维中实现这种具体联觉的前提条件。事实上，在表示数字和大小时，我们大脑的衡量标准似乎是一种半视觉的空间尺度。我们对于大小的比较，是在意识中默默进行的。对于某些人来说，物理的外部空间和认知的内部空间之间的联系非常明确，足以过渡为数字-形状的联觉。早在 1880 年，

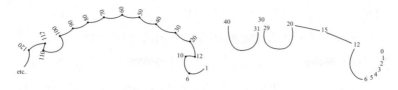

"可视化数字"
分别来自高尔顿（1880）和哈伯德（2005）的报告

弗朗西斯·高尔顿就在《自然》杂志上发表了一篇题为《可视化数字》的论文，以其他方面正常的联觉者为研究对象，论述了数字和字符如何在他们大脑中占据空间位置，从而在心理层面形成二维或三维的几何对象。这种模式会跟随人一辈子。由于这些可视化的数字形象具有某种规律性，所以即使在今天，数字-形状的联觉者（他们并不知晓高尔顿在 140 多年前所揭示的联觉现象）也会产生极其相似的图像。高尔顿所记录的数字-形状联觉现象和弗丽达的描述高度相似，这让我备感惊讶。数字形状或许反映出人类几何思维普遍性的组织结构。

* * *

对于我们抽象思维至关重要的另一个因素是大脑正常、生动的意象。人类大脑皮质似乎有一种自发产生符号图像的倾向。相比于目前的时代，我们思维的这种自动特征在早期心理学中受到了更多的关注。西格蒙德·弗洛伊德的弟子赫伯特·西尔贝雷

（Herbert Silberer）曾描述过一个他所谓的自动象征的过程，即一个人自动且毫不费力地突然体验到"出现在面前的"符号。[178] 当思维中自动浮现出图像时，符号会随之出现。我们不妨举这样一个例子：一个人感到的头痛，会转化为一幅燃烧火柴的图像。所出现的这幅图像，往往象征着一个人实际的处境、想法和情况。这是一种自动、可视化的过程。而在某些情况下，这种象征性的图像会更加频繁地出现，比如在刚刚入睡的阶段和快要睡醒的阶段，还有做白日梦的时候。在进入睡眠状态时所出现的这种象征性图像，被称为入睡前幻觉（hypnagogic hallucination）。[179] 这类象征性图像，或多或少会让我们产生梦幻般的体验，而且很可能在我们的创造性思维中发挥了重要作用。来自哈佛大学、由迪尔德丽·巴瑞特（Deirdre Barrett）领导的研究小组的研究发现，入睡前幻觉特别有助于创造性地解决问题。[180] 相比于梦境，这些思维图像的优势在于，在它们仍然"呈现在眼前"时，我们能够用清醒的意识对其进行批判性审视。

＊ ＊ ＊

在人们梦中出现的想法和符号，往往具备特殊的视觉创造力。迪尔德丽·巴瑞特曾主持过一项研究，调查了新冠病毒在世界范围内肆虐期间，人们的梦境受到了怎样的影响。由于病毒感染是不可见的，人们所经历的恐惧往往在梦中得到象征性的表达，比如成群的害虫、尖嘴獠牙的蚱蜢、校园枪击案以及自然灾害。其中一个梦的内容是：人们因为长时间佩戴口罩而渐渐失去了嘴巴。[181]

　　另外一些梦境，则会帮助做梦的人解决目前所关注的问题。其中最著名的一个，应该算是德国化学家弗里德里希·凯库勒·冯·斯特拉多尼茨（Friedrich Kekulé von Stradonitz）在 1865 年的某个时刻所做的一场梦。那段时间，凯库勒正致力于解决的问题，是那个年代有机化学领域最为棘手的难题之一：苯分子的结构。19 世纪时，几种有机分子的结构是人们通过其化学性质推导出来的。大多数已知的有机分子都以线性碳链的组织形式存在，然而苯分子并不符合这一特征。根据凯库勒本人的说法，在一次乘坐马车旅行的途中，他在打盹时豁然开朗。就在马车里的那个梦中，他第一次看见了在链条上跳舞的碳原子，然后碳链的首尾两端衔接在一起，形成了一个缓慢旋转的圆环。碳链变成了一条蛇，因为咬住了自己的尾巴，从而形成了衔尾蛇符号。凯库勒醒来后，仔细回顾了梦境的片段，意识到苯分子其实是一个相互共享电荷的碳原子组成的六边形环状结构。当时最棘手的一个化学问题由此迎刃而解。当然，这种梦可不是想做就能做的。这个梦境出现在凯库勒密集做实验的阶段，是由化学家的思维模式塑造的。我们不妨这么理解，凯库勒的大脑或许已经在无意识间为他的解决方案做好了准备。[182]

　　话说回来，图像思维既是清醒时所产生的一种现象，也存在于梦境中。视觉符号思维常常会出现在科学界创意人士的叙述当中。世界上最著名的物理学家阿尔伯特·爱因斯坦，就会在工作中用到图像。爱因斯坦曾坦言，多年以来，他脑海中始终会浮现出一个跟着光奔跑的男孩的形象。而经过抽象处理后的这幅图像，成为孕育出广义相对论的因素之一。在通常情况下，图像也会作为我们清醒时思维的一个组成部分出现。它们所具备的象征意义，成为我们思维中创造力的核心。对于世界上许多未知的抽象事物，我们都是率先通过图像才得以了解的。图像也以这种方式，为未知的一切勾勒出形状。甚至在我们理解确切含义之前，图像就已经开始发挥作用。这些时候，图像似乎比我们自己更为聪明。人们非常好奇的是，它们究竟源自哪里。

结语

好奇心的存在是有原因的。

阿尔伯特·爱因斯坦

"这不是奇迹——只是你的大脑。"这是一本关于大脑的畅销书中一章的开场白。章节的题目当然很吸引人：从任何超自然意义上说，大脑都不算神奇。不过，这样的开场白未免有博人眼球的嫌疑。"只是"这个词完全不符合事实。我们的大脑具备独特的生物学和功能性特征，仅仅通过大脑中的各个组成部分是无法推测出这些特征的。凭借其复杂的网络属性，大脑已经发展成为现实世界中本质上独一无二的存在。

通过这本书，我解释了想象力如何在我们的头脑中占据一席之地。想象力经由感官，在我们的思维中实现了自我表达。通过它所创造出的感官组合，我们人脑为希望、感觉、灵感、计划和抽象概念穿上了一件具体的、感官的外衣（以一种呈现在眼前的感知形式）。从这个意义上说，想象力在思维中发挥着认知和创作符号的作用。它是我们前瞻性思维和创造力得以实现的媒介。想象不为外界所见，所以我们只能自行观察和体验。这种思考体现在很多方面。当大脑中思维处理的初级区域参与思考过程时，我们面前呈现出更加清晰的意识内容，这种感觉会变得尤为明显。

从各个方面说，我们人脑都富有创造力和想象力，这也是适应人类进化的需要。想象力对我们的好奇心和不断探索至关重要，它将行动力付诸实践，促使我们寻找世界上遥远的新天地。想象力因此孕育出源源不断的创新。在 1911 年南极严酷寒冷的夏季，阿蒙森和斯科特之所以为率先到达南极点而竞争，也是受到想象力的驱动。阿尔伯特·爱因斯坦曾表示，想象力对自己而言意义重大，他因此得以思考时间和空间之间的联系，以及从全新的角度对这种联系进行解读。

我们的大脑既现代又古老。我们的想象力受到大脑皮质下的结构的影响，这些结构包括含有杏仁核的边缘系统——从系统发生学的角度来看，这些结构相当古老。边缘系统的功能是大脑皮质（包括新皮质）调节的核心，因为数百万年来，对所有哺乳动物的生存都至关重要的“原始”保护功能、情绪和驱动力，都受到边缘系统的控制。因此我们可以认为，整个新皮质及其活动都是边缘系统等结构中所保留的功能的媒介。事实上，新皮质形成了边缘系统的投射区域，因此可被称为更大的、扩展过的边缘系统。从这个意义上来说，新皮质是更古老的哺乳动物大脑的投射，或许可以被视为一种原始自我。

在这本书里，我阐述了边缘系统对人类思维的影响。不同于普遍的看法，我认为，这种影响并没有让我们变成一个过于保守、充满敌意且被恐惧和非理性心理驱使的物种。恰恰相反，我们拥有与生俱来的好奇心，天性乐观，对未来充满憧憬。我们也是地球上最具有合作精神的物种。对此的一种解释是，我们的额叶可以在正确的时间点允许边缘系统执行其功能或者高效地抑制其功能。我们大脑中这些部分有着密不可分的关系。人类的生活以其特定的情感和节奏，和我们的想象力交织在一起，而想象力又在很大程度上存在于大脑皮质中。想象力是精神性的、有机的（在空间上具有延展性），也是情感上的，起源于具有变化倾向的新皮质，但同样源于新皮质和我们大脑中更古老、更固化部分的相互作用。

额叶尽管对我们思维起到了控制作用，但并不能在所有情况下都保证稳定。这就好像，我们的想象力尽管能够孕育出愉悦和激动人心的梦想和理念，但同时也会引发对环境的非理性恐惧。实际上，很多人在梦境和幻想中的体验，比自己在现实世界中的经历更为可怕。因此，这种机制难免会造成偏见。对黑暗的恐惧，以及我们将周围世界无生命的事物视作有生命的这种能力，都源于我们的想象力。想象力和情感的这些方面，也能够成为导致人类物种和动物物种灭绝的力量。

有趣的是，我们脑中流动的思维往往并非我们自愿努力的结果。想象力有其特定的叙事结构，作为观察者，我们只能进行部分控制。想象力的图像序列创造了叙事，这些叙事又成为全新解读的源泉——但从某种意义上说，在这个过程中，我们主要扮演的是观察者的角色。大脑的运作就好像黑洞，超出了我们的经验范畴。然而在我们的想象中，这种运作机制以意识形成的具象化形式浮出表面。因此，想象是意识范畴之外所发生事情的见证。

大脑成像显示，内部思维的涌动和静息态网络的活动，都与它们和额叶等区域的互动有关。但显然这解释得还不够。从主观角度来看，流动的思维往往只会出现在意识之中，其来源不明——至少对我们自己而言，它源于部分未知或隐藏的途径。正如威廉·詹姆斯在《心理学原理》（*Principles of Psychology*）中指出的那样，我们所感受到的"内在"思维流动有一个几乎不可见的神秘起源。因此也就不难理解，为何想象力有时被视为一种超自然的外部存在，只是暂居在人类世界而已。[1] 如果某种智能的有机体从外部观察人类的话，它们可能会提出这样的问题："这一切，你们都是从哪儿获得的？"

或许，我们的想象力及其生发的流动思维，才是唯一真正属于我们的东西。[183] 我们从第一人称视角，以自我为中心体验意识流、图像流、叙事流、声音流以及个人存在，从而获得自我认同感。想象力有助于我们建立恢宏的存在感。

---

[1] 心理学家朱利安·杰恩斯（Julian Jaynes）在著作《二分心智的崩塌：人类意识的起源》（*The Origin of Consciousness in the Breakdown of the Bicameral Mind*）中，对此展开了思考。

有没有一种可能，想象力并不会终止于目前的形式？想象力的新面貌的确值得想象。我们不妨设想存在一种比人类思维更强大的智能载体，它既能够识别符号，也能在更大范围内识别概念属性之间隐藏的相似性。我们并不知道这种思维会以怎样的面貌出现（是人为的还是自然形成的），但它很可能会为我们提供新的抽象形式。相比于人类思维，它将会在更大程度上揭示世界中潜在的相似性，从而为我们提供新的符号和隐喻。随着人工智能的兴起，这种超常规思维也变得更有可能成为现实。这种扩展后的想象力可以帮我们更好地理解现实中最小和最大的组成部分。

尽管想象力是人类最深远和最原始思想的起源，而且不受约束外部世界的诸多条条框框的限制，但想象力也是社会文化中最实际的一些方面的基础。它是我们具备共情能力的前提条件，使我们有能力理解别人，并融入他人的情感生活。共情能力和理解能力，也是我们和其他人交往的基础。我们之所以不像一些黑猩猩那样会吃掉其他灵长类动物的面部，（除了可能味道不好外）其中一个原因就是，我们能够通过别人的眼睛审视这个世界。我们可以通过想象在别人身上看到自己。通过这种换位思考的方式，我们能够反思自我，也能共情他人。

事实上，作为一种有思想的动物，人类是怀着好奇和感激之情生活在这个星球上的。身为人类的一员，你应该为自己的大脑感到高兴！从本质上来说，大脑的活动就是你和我。无论是大脑的自我组织，还是大脑对世界的创造性象征映射，均已上升到某个高度，死亡和疾病都无法企及。它抵消了制衡宇宙的熵——从这个意义上说，意识比个体生命更为长久。请原谅我在这篇结语开头的叙述，我自己也感到后悔。人类大脑是物理世界的奇迹，它是我们所知宇宙中最复杂的物体。对于其运行机制和作用影响，我们仍然只能管中窥豹，了解很小的一部分。我们拥有这个大脑，并透过它观察并理解整个世界，这和人类的存在一样，已经足矣。

不需要更多了。

参考资料和评论

第 1 章　盛夏的雪花：从脑损伤开始的探寻

1.　Shields and Christopher, "Aristotle's Psychology", Zalta, Edward N. (red.), Stanford Encyclopedia of Philosophy, Winter, 2016.

2.　Jean-Paul Sartre, *The Imaginary*.

3.　同上。

4.　因此，在想象力和感知力方面，他的理论似乎都存在缺陷。

5.　Charles Darwin, *The Descent of Man, and Selection in Relation to Sex.*

6.　为了回答这些问题，我们在近几十年来已经找到了强有力的新方法，特别是大脑内部的活体成像技术，比如脑功能磁共振成像。

第 2 章　从昆虫到智人：演化中的神经系统

7.　或许我们必须先试着理解部分动物世界，然后才能理解我们人类的感知和思维的不同寻常之处。

8.　作曲家巴托克于 1920 年创作出名为《苍蝇日记》的作品。

9.　该现象被称为浦肯野效应（根据其发现者扬·浦肯野的名字命名）。

10.　这是画家保罗·塞尚的名言。

11.　该著作的作者身份至今仍存在争议。

12.　Brent Berlin and Paul Kay, *Basic Color Terms: Their Universality and Evolution*, University of California Press, 1969.

13.　不知变通地坚持某种对自身无益的行为，用神经学的术语来说，就是所谓的顽固性。

14. 赫拉利在《人类简史》（2014）的第 11—14 页阐述了这些宏观的历史事件。

15. 最早的语言，很可能在所谓认知革命诞生十几万年前就已经出现。可参见：
Andrew Whiten, "The second inheritance system of chimpanzees and humans",
Nature, 2005:437。

16. 根据观察不难发现，不同于和现代人类具有亲缘关系的物种（包括类人猿和
其他哺乳动物），人属的出现和他们卓越非凡的能力密不可分。在最早一批
智人的生活里，已经出现了携带工具长途跋涉的趋势。这一理论从肯尼亚和
坦桑尼亚的考古发现中已经得到了证实。大约 200 万年前，生活在坦桑尼亚
大草原上的能人（*Homo habilis*）已经能够熟练地使用石器，考古发现的地
点距离工具制作地点有好几千米之遥。这种工具运输方式表明，我们的人族
祖先对于自己想要实现的目标，在脑海中是勾勒好了愿景的。一个人只有知
道自己在何时何地需要完成何种任务，携带工具出行才具有意义。与之形成
鲜明对比的是，被类人猿充当工具或武器的器物，其获取和使用的地点往往
靠得很近。类人猿往往在激烈的打斗过程中使用工具，不像人类那样使用工
具是出于深谋远虑。至于我们什么时候开始用高级语言进行交流，现在仍
无法确定。人类语言很可能在所谓的认知革命诞生十几万年前就已经出现。
有个实验表明语言可能在更早的时期便出现了，对该实验的描述见 Morgan
et al., "Experimental Evidence for the Co-evolution of Hominin Tool-making
Teaching and Language", *Nature Communications*, 2015。另参见 Whiten, "The
second inheritance system of chimpanzees and humans", *Nature*, 2005:437。

17. Thomas Suddendorf and Michael C. Corballis, "The evolution of foresight:
What is mental time travel, and is it unique to humans?", *Behavioral and Brain
Sciences*, Cambridge University Press, 2007.

第 3 章 我们的大脑：1 千克的小宇宙

18. Falk, D., "Hominid brain evolution: the approach from paleoneurology",
Yearbook of Physical Anthropology, 1980 s 23, 93–107; Passingham, R., *The
Human Primate*, 1982, San Francisco: W. H. Freeman.; Rilling & Insel, Rilling,
J. K. & Insel, T. R., "The primate neocortex in comparative perspective using
magneticresonance imaging", *Journal of Human Evolution*, 1999:37, 191–223.

19. 据估测，所有的神经元连接起来，总长度约为 10 万千米。

20. 这种变化倾向，在大脑的某些部分表现得尤为明显。

21. 然而，现代人的大脑比尼安德特人的大脑要小。3 万年前到 4 万年前，尼安
德特人一直生活在欧洲南部和黎凡特（地中海东部的周边地区）。

22. 相关概述可见 Jean-Jacques Hublin, "Evolution of the human brain and comparative

paleoanthropology", Stanislas Dehaene et al. (red), *From Monkey Brain to Human Brain*, 2005, MIT press。

23. Todd M. Preuss, "The human brain: rewired and running hot", *Annals of The New York Academy of Sciences*, 2011. 科研人员瑙塔（Nauta）和菲尔塔哥（Feirtag）通过计算，得到了一些便于量化的比例数据：人类中枢神经系统中 70% 的神经元存在于大脑皮质。而其中，75% 存在于大脑皮质的多感官联合区。

24. Semendeferi, K., Armstrong, E., Schleicher, A., Zilles, K., Van Hoesen, GW (2001). "Prefrontal cortex in humans and apes: a comparative study of area 10", *American Journal of Physical Anthropology*, 114 (3): 224–41.

25. James Rilling, Rebecca Seligman, "A quantitative morphometric comparative analysis of the primate temporal lobe", *Journal of Human Evolution*, 2002:42, 505–533.

26. 最早处理信息的区域，例如在大脑皮质中负责处理来自眼睛的视觉印象的初级视皮质（V1 区），相比于大脑皮质中的其他部分已经有所萎缩。Holloway, R. L. (1992). "The failure of the gyrificationindex (GI) to account for volumetric reorganizationin the evolution of the human brain", *Journal of Human Evolution*, 22, 163–170.

27. 相比于其他动物，人脑在左右半球之间显示出更多这一类型的功能划分。

28. 原因在于，这些区域从大脑皮质的其他部分而非"外部世界"接收信息。

29. Francis S. Collins et al, "Initial sequence of the chimpanzee genome and comparison with the human genome", *Nature*, 1 september 2005: the Chimpanzee Sequencing and Analysis Consortium.

30. "Evolution of primate gene expression", Philipp Khaitovich, Wolfgang Enard, Michael Lachmann and Svante Pääbo, *Nature Reviews Genetics*, 1 september 2006.

31. 这些基因包括 SRGAP2C 基因、NOVA1 基因、MCPH1 基因、ASPM 基因、音猬因子、FZD8 基因、APAF1 基因和 NOTCH2NL 基因。举例来说，MCPH1 基因和 ASPM 基因能够调节大脑皮质的大小。这些基因的有害突变会导致人类大脑和头骨变得异常小，这种被称为小头畸形的疾病，在巴基斯坦部分地区相当常见。在那里，罹患小头畸形的儿童被称为"老鼠人"。而这些基因的变化，似乎就发生在猿类向人类进化的过程之中。

32. 这项研究来自两个不同的研究小组，成果发表在《细胞》杂志同一期的两篇文章中：Fiddes, Gerrald A. Lodewijk, Meghan Mooring et al., "Human-Specific NOTCH2NL Genes Affect Notch Signaling and Cortical Neurogenesis", *Cell*, 2018; 173 以及 Suzuki, Gacquer, Van Heurck et al., "Human-Specific NOTCH2NL Genes Expand Cortical Neurogenesis through Delta/Notch Regulation", *Cell*, 2018; 173。

33. 另一个基因 FOXP2 的变化似乎对语言的出现很重要。在英国，已知 FOXP2

发生突变的人在语法和语言理解方面存在问题。Enard, W., Przeworski, M., Fisher, S.E., Lai, C.S., Wiebe, V., Kitano, T., Monaco, A.P., Päbo, S., "Molecular evolution of FOXP2, a gene involved in speech and language", *Nature*, 2002:418, 869–872.

34. Konopka, "Human-Specific Transcriptional Networks in the Brain", *Neuron*, 23 aug 2012. 基因的微小变化之所以重要，其中一个原因在于，人类和其他猿类之间的基因差异很大一部分是在编码转录因子的基因中被发现的。转录因子是基因构成的调节器，控制了许多其他基因的表达。因此，这类基因的变化可以产生巨大的影响。

35. Nenad Sestan and André Sousa, "Molecular and cellular reorganization of neural circuits in the human lineage", *Science*, 24 november 2017.

36. 猕猴前额叶皮质的神经元（所谓的锥体细胞）之间每 10 微米大约略多于 30 个突起。但人类前额叶皮质中的突起密度，达到了三倍之多。R Benavides-Piccione, J DeFelipe, "The pyramidal cell in cognition: a comparative study in human and monkey G N Elston 1", *Journal of Neuroscience*, 2001 Sep 1; 21(17): RC163. 另见 Guy N Elston, "Cortex, cognition and the cell: new insights into the pyramidal neuron and prefrontal function", *Cerebral Cortex*, 2003 Nov; 13(11): 1124–38。

37. Laura D. Reyes and Chet C. Sherwood, *Neuroscience and Human Brain Evolution*, kapitel 2.

38. Muhammad A. Spocter et al., "Neuropil distribution in the cerebral cortex differs between humans and chimpanzees", *The Journal of Comparative Neurology*, 1 september 2012.

39. Jan Ardesch, Scholtens, Li, Preuss, Rilling, and van den Heuvel, "Evolutionary expansion of connectivity between multimodal association areas in the human brain compared with chimpanzees", *PNAS*, April 2, 2019; 116 (14): 7101–7106.

第 4 章　社交脑、情感脑、青春脑：神奇的镜像神经元和边缘系统

40. 引自 Richard Cytowic, *Synesthesia: A Union of the Senses*, 1990, s 304。

41. Jean Piaget, *Barnets själsliga utveckling* and Piaget, *Play Dreams and Imitation in Childhood*.

42. Tomasello Michael, *The Cultural Origins of Human Cognition*, 2001.

43. 罗宾·邓巴（Robin Dunbar）描述了关于这一知识的许多研究，参见其作品 *Human Evolution: Our Brains and Behavior*, 2016。

44. 潘克赛普在《心灵考古学》（*The Archaeology of the Mind*）中总结了他和其他人在情感神经科学方面的研究。

45. 关于其中一种机制的有趣观察结果可以在以下研究中找到：Ralph Adolphs, Frederic Gosselin, Tony W Buchanan, Daniel Tranel, Philippe Schyns, Antonio R Damasio, "A mechanism for impaired fear recognition after amygdala damage", *Nature*, 2005:433。

46. 由于对牙医的恐惧更多源于后天的经验，相比于先天性的恐惧症（比如对蛇的恐惧），它所涉及的大脑皮质的范围更广。

47. R Adolphs, "Recognizing emotion from facial expressions: psychological and neurological mechanisms", *Behavioral and Cognitive Neuroscience Reviews*, 2002 Mar; 1(1): 21–62. Adolphs R, Spezio M., "Role of the amygdala in processing visual social stimuli", *Progress in Brain Research*, 2006.

48. Ralph Adolphs, Simon Baron-Cohen, Daniel Tranel, "Impaired recognition of social emotions following amygdala damage", *Cognitive Neuroscience*, 2002 Nov 15; 14(8): 1264–74.

49. Lamm, C., Decety, J. & Singer, T., "Meta-analytic evidence for common and distinct neural networks associated with directly experienced pain and empathy for pain", *Neuroimage* 54, 2492–2502. 2011.

50. 对厌恶情绪的研究，揭示了自我和他人经历的一些细微差别。厌恶感会激活大脑中名为岛盖和前岛叶的部分。我们产生自发性厌恶，以及因为别人的行为产生厌恶时，虽然激活的都是大脑网络，但激活的两种网络之间仍然存在差异。准确地说，这两种情况分别激活了大脑网络的不同部分。由于每个人的经验不尽相同，所以从逻辑上说，这一点完全可以解释得通。

51. 遗憾的是，有研究表明，空间内的消极情绪比积极情绪更具传染性。

52. Völlm, B. A. et al., "Neuronal correlates of theory of mind and empathy: a functional magnetic resonance imaging study in a nonverbal task", *Neuroimage* 29, 90–98 (2006). Walter, Drost, Rückl, Schnell, "Stimulus-dependent amygdala involvement in affective theory of mind generation, Schmitgen", *Neuroimage*. 2016 Apr 1; 129: 450–459.

53. Jabbi, Bastiaansen, Keysers, 2008: "A common anterior insula representation", *Plos One*, 13 augusti 2008.

54. Jabbi, Bastiaansen, Keysers, 2008: "A common anterior insula representation". 关于我们如何区分自己和他人，另一个有趣的观点可见 Hamed Nili, Stephen M. Fleming, "Private-public mappings in human prefrontal cortex Dan Bang, Sara Ershadmanesh", *Elife*, 2020 Jul 23; 9: e56477。

55. 我们的泛灵论思想也是科学发展困难的一个原因，因为科学是客观理性的，往往和泛灵论思想相悖。

56. 汉斯·阿斯佩格本人貌似也表现出阿斯佩格综合征的特征。他的一个病人是奥地利作家埃尔弗里德·耶利内克，耶利内克曾于2004年获得诺贝尔文学奖。

57. Irene E. Harmsen, "Empathy in Autism Spectrum Disorder", *Journal of Autism and Developmental Disorders*, mar 2019.

58. 奥利弗·萨克斯在《火星上的人类学家》（1996）一书的第269页，转载了贝亚特·赫尔梅林对于孤独症患者的观察。

59. Stefansson et al. "CNVs conferring risk of autism or schizophrenia affect cognition in controls", *Nature*, 2014:505.

60. Sanders et al., *Neuron*, 9 jun 2011, "Multiple recurrent de novo CNVs, including duplications of the 7q11.23 Williams syndrome region, are strongly associated with autism".

61. A. Saitovitch et al., "Social cognition and the superior temporal sulcus: Implications in autism", *Revue Neurologique*, 2012:168, s 762–770.

62. Dapretto M, "Understanding emotions in others: mirror neuron dysfunction in children with autism spectrum disorders", *Nature Neuroscience*, 2006:9.

63. 贝亚特·赫尔梅林在著作《光明的心灵碎片》（*Bright Splinters of the Mind*）中，从一个颇有意思的视角，对学者症候群患者的特异功能进行了阐述。

64. *En antropolog på Mars*, Oliver Sacks, 1995.

65. 一些孤独症患者可能会对艺术和音乐产生极大兴趣，甚至拥有过人天赋。

66. 提起在商业上获得巨大成就的孤独症艺术家，其中最知名的莫过于斯蒂芬·威尔特希尔（Stephen Wiltshire），他被《电讯报》誉为 "从记忆中画出伦敦城的人体照相机"。此外，他还是一名畅销书作家，作品包括出版于1991年的《飘浮的城市》（*Floating Cities*）。

67. 坦普尔·葛兰汀描述说，在观看迪士尼的《幻想曲》时，她完全感受不到其中的关联性。在跨模态连接处理方面，她似乎存在相当的困难和障碍。而跨模态连接，正是我们大脑颞顶枕区所处理的主要任务之一。

68. 这种表面上的正常性被称为 "理智的面具"。该术语因为赫维·克莱克利（Hervey Cleckley）博士的著作《精神健全的面具》（1941）而得以推广。

69. Hare, R. D. (1993). *Without Conscience: The Disturbing World of the Psychopaths Among us*. New York, NY: Guilford. Rutter, M. (2012). "Psychopathy in childhood: is it a meaningful diagnosis?", *The British Journal of Psychiatry*, 200, 175–176.

70. Lilienfeld, Latzman, Watts, Smith, "Correlates of psychopathic personality traits in everyday life: results from a large community survey" *Frontiers in Psychology*, 22 jul 2014. 根据几项研究的结果，对声望和权力感兴趣的人似乎也会减

少对地位低下的人的同理心。还可参见：J. Chiao et al., "Neural basis of preference for human social hierarchy versus egalitarianism", *Annals of the New York Academy of Sciences*, 2009 ；以及 J. Sidanius et al., "You're inferior and not worth our concern: the interface between empathy and social dominance orientation", *Journal of Personality*, 2012。

71. Marsh et al., 2008; Dolan and Fullam, 2009; White et al., 2012; Jones et al., 2009: "Amygdala hypoactivity to fearful faces in boys with conduct problems and callous-unemotional traits", *American Journal of Psychiatry*, 2009 Jan; 166(1): 95–102.

72. 关于阿比盖尔·马什的研究，学界有不少广受关注的论文。对于这些研究和该领域其他研究的通俗性科学总结可参见：Barbara Bradley Hagerty, "When your child is a psychopath", *The Atlantic*, jun 2017。（"我不知道你们怎么形容这种感觉，在我看来，这是人们在被刺伤之前的样子"出自这篇文章。）阿比盖尔·马什在《恐惧因素：一种情绪如何将利他主义者、精神病患者和介于两者之间的每个人联系起来》(*The Fear Factor: How One Emotion Connects Altruists, Psychopaths, and Everyone In-Between*, 2017)一书中总结了自己的研究。

73. 据估计，精神病态的主要心理特征遗传系数最低为 0.43（Larsson et al., 2006），最高为 0.71（Viding et al., 2008; Viding et al., 2005）。7 岁儿童精神病遗传风险的证据如下：Viding, E., Frick, P. J., and Plomin, R., "Evidence for substantial genetic risk for psychopathy in 7-year-olds", *Journal of Child Psychology and Psychiatry*, 2005: 46, 592–597。关于精神病态特征与遗传的关系，进一步研究见 Viding, E., Frick, Plomin, "Aetiology of the relationship between callous-unemotional traits and conduct problems in childhood", *The British journal of psychiatry. Supplement*, 2007。Larsson et al., 2006: Larsson, H., Andershed, H., and Lichtenstein, P., "A genetic factor explains most of the variation in the psychopathic personality", *Journal of Abnormal Psychology*, 115, 221–230; Viding et al., 2008: Viding, E., Jones, A. P., Frick, P. J., Moffitt, T. E., and Plomin, R., "Heritability of antisocial behaviour at 9: do callous-unemotional traits matter?", *Developmental Science*, 11, 17–22.

74. 这些结论得到了之后一系列研究的支持，可参见：Timm B. Poeppl et al., "A View Behind the Mask of Sanity: Meta-Analysis of Aberrant Brain Activity in Psychopaths", *Molecular Psychiatry*, 24 jan 2019.

75. K. Keihl, *The Psychopath Whisperer: The Nature of Those Without Conscience*, Crown books, 2014. 另一些研究也证明存在类似的差异，例如 Yang Y, Raine A, Lencz T, Bihrle S, LaCasse L, Colletti P, "Volume reduction in prefrontal gray matter in unsuccessful criminal psychopaths", *Biological Psychiatry*, 15 mar 2005.

76. R J R Blair, "Neuroimaging of psychopathy and antisocial behavior: a targeted review", *Current Psychiatry Reports*, 2010 Feb; 12(1): 76–82.

77. "Report to the Governor, Medical Aspects, Charles J. Whitman Catastrophe", Texas State Archives, 8 september, 1966.

78. 若干研究结果表明，对声望和权力拥有强烈兴趣的人，比正常人具备更少的同情心。在对待地位低下的人时，他们尤其如此。

79. M. Hiraiwa-Hasegawa, "Infanticide in primates and a possible case of male-biased infanticide in chimpanzees", *Animal Societies: Theories and Facts,* J L Brown and J Kikkawa (red.), 1988; s 125–39.

80. Stimpson CD, et al. (2015). "Differential serotonergic innervation of the amygdala in bonobos and chimpanzees", *Social Cognitive and Affective Neuroscience*, 2016 Mar; 11(3): 413–22.

第 6 章 用想象建构世界：我们都是图像思维者

81. Jean-Marie Chauvet, Eliette Brunel Deschamps, Christian Hillaire, Jean Clottes, Paul G. Bahn, *Dawn of Art: The Chauvet Cave (The Oldest Known Paintings in the World)*, 1996.

82. 电影导演沃纳·赫尔佐格曾获得独家准许，得以进入法国南部的肖维岩洞。他在洞穴里拍摄的纪录片名为《忘梦洞》（*Cave of Forgotten Dreams*）。

83. Adam Brumm et al., "Early human symbolic behavior in the Late Pleistocene of Wallacea", *PNAS*, 2017 Apr 18; 114(16): 4105–4110, Epub 2017 Apr 3.

84. D. L. Hoffmann m.fl., "U-Th dating of carbonate crusts reveals Neandertal origin of Iberian cave art", *Science*, 23 feb, 2018. 根据最新的考古发现，考古学家从洞穴中残留的骨骸中得出结论，认为早在大约 21 万年前，就有一批原始智人从非洲迁移到希腊，并定居在洞穴之中。这使得智人在欧洲的历史起源变得更加扑朔迷离。

85. Benedikt V Ehinger et al., "Humans treat unreliable filled-in percepts as more real than veridical ones", *Elife*, 16 mar 2017.

86. DNA 双螺旋结构的发现者之一弗朗西斯·克里克在 1994 年出版的《惊人的假说》一书中描述了这些过程。

87. Ge X, Zhang K, Gribizis A, Hamodi AS, Sabino AM, Crair MC, "Retinal waves prime visual motion detection by simulating future optic flow", *Science*, 2021 Jul 23. James B Ackman 1, Timothy J Burbridge, Michael C Crair, "Retinal waves coordinate patterned activity throughout the developing visual system", *Nature*, 11 oct 2012.

88. 20 世纪初，为了评估受试者的认知–感知特征，瑞士精神病学家赫尔曼·罗夏（Hermann Rorschach）研发了著名的罗夏墨迹测验。在原始版本中，测验方需要向受试者展示 10 幅对称的、抽象的、黑白和彩色的墨渍图，然后询问受试者它们分别代表什么。罗夏和他的支持者认为，受试者的答案不仅反映了其个性，在某种程度上还能揭示出其精神疾病。目前，罗夏墨迹测验是临床心理学中研究最为广泛的测验之一。

89. Lotfi B Merabet et al., "Visual hallucinations during prolonged blindfolding in sighted subjects", *Journal of Neuro-Ophthalmology*, 2004 Jun; 24(2): 109–13.

90. Jiří Wackermann, Peter Pütz, Carsten Allefeld, "Ganzfeld-induced hallucinatory experience, its phenomenology and cerebral electrophysiology", *Cortex*, Nov–Dec 2008; 44(10): 1364–78. Epub 2008 Jun 5.

91. Ruxandra Sireteanu, Viola Oertel, Harald Mohr, David Linden, Wolf Singer, "Graphical illustration and functional neuroimaging of visual hallucinations during prolonged blindfolding: a comparison to visual imagery", *Perception*, 2008; 37(12): 1805–21. doi: 10.1068/p6034.

92. 科学家唐纳德·麦凯（Donald MacKay）也阐述过同样的关系。

93. 经典描述见 Jean Lhermitte, *Les hallucinations: Clinique et physiopathologie*, Doin, Paris, 1951。

94. 我们所感知到的不确定性进一步强化了我们对知觉的填充。即使这种不确定性有迹可循，这一关联仍然成立。失控感则会强化知觉填充的体验。从更广泛的意义上说，这种影响还包括在不确定的情况下使人倾向于相信阴谋论或超自然魔幻力量的存在。对于这些感知和思维的影响，心理学家珍妮弗·惠特森（Jennifer Whitson）进行了深入研究。

95. Siri Hustvedt, *Den skakande kvinnan*, 2010, s 203.

96. Oliver Sacks, *Det inre ögat*, 2011, s 183.

97. 伦敦的多米尼克·菲切（Dominic Ffytche）教授是最早对幻觉进行脑成像研究的专家之一。

98. Meri Vukicevic, Kerry Fitzmaurice, "Butterflies and black lacy patterns: the prevalence and characteristics of Charles Bonnet hallucinations in an Australian population", *Clinical & Experimental Ophthalmology*, 2008 Oct; 36(7): 659–65. doi: 10.1111/j.1442-9071.2008.01814.x.

99. V.S. Ramachandran, *Phantoms in the Brain*, 1999, s 108–109.

100. 21 世纪初，神经生理学家克里斯托弗·科赫（Christof Koch）、神经外科医生伊扎克·弗里德（Itzhak Fried）及同事曾通过实验展示过颞叶神经元的特异性：一些神经元只会对比尔·克林顿的形象或是电视剧《辛普森一家》中的人物做出反应。

101. Diane Humphrey, "Preferences in Symmetries and Symmetries in Drawings:

Asymmetries between Ages and Sexes", *Empirical Studies of the Arts*, 15(1) January 1, 1997, 41–60. Joseph Uduehi, "A Cross-Cultural Assessment of the Maitland Graves Design Judgment Test Using U.S. and Nigerian Subjects.", *Visual Arts Research*, Vol. 21, No. 2, 1995.

102. Møller AP, Thornhill R., "Bilateral symmetry and sexual selection: a meta-analysis", *The American Naturalist*, Feb 1998.

103. S. Ulrich, "Human responses to vegetation and landscapes", *Landscape and Urban Planning*, Volume 13, 1986. 另见 Stephen R. Kellert, Edward O. Wilson, *The Biophilia Hypothesis*, Island Press, 1993。

104. Virginia I. Lohr, Caroline H. Pearson-Mims, "Responses to Scenes with Spreading, Rounded, and Conical Tree Forms", *Environment and Behavior*, September 1, 2006.

105. R.P. Taylor, "Splashdown", *New Scientist*, 2144 (1998), s 30–31.

106. Deborah J. Aks, Julien Sprott, "Quantifying Aesthetic Preference for Chaotic Patterns", *Empirical Studies of the Arts*, January 1996. James A. Wise, Richard P. Taylor, "Fractal Design Strategies for Enhancement of Knowledge Work Environments", September 1, 2002, Proceedings of the Human Factors and Ergonomics Society Annual Meeting.

第 7 章　大脑，永不"关机"：静息态网络和先天思维

107. 很多人认为静息态网络和默认模式网络是同一个概念，其实两者仍然存在一些区别。

108. Castellanos, F. X. et al., "Cingulate-precuneus interactions: a new locus of dysfunction in adult attention-deficit/hyperactivity disorder", *Biological Psychiatry*, 2008.

109. 马库斯·赖希勒（Marcus Raichle）写了几篇关于这项研究的文章，科学文献 如 Marcus E. Raichle, Dongyang Zhang, "Disease and the brain's dark energy", *Nature Reviews Neurology*, 2010-01, Vol.6，科普文章如"The Brain's Dark Energy", *Scientific American*, mar 2010。

110. A. Killingsworth and Daniel T. Gilbert, "A Wandering Mind Is an Unhappy Mind Matthew", *Science*, november 2010.

111. Chapin, Coleman, "Optimistic bias: What you think, what you know, or whom you know?", *North American Journal of Psychology*, 1 mar 2009.

112. 关于该领域长期研究活动的简要总结，参见：Weinstein, N. D, "Optimistic Biases about Personal Risks", *Science*, 8 december 1989, Vol 246 (4935), s

1232–33。

113. 心理学家海伦・费舍尔（Helen Fisher）认为，从遗传学上说，人类的繁衍方式和狐狸相似。在养育幼崽的几年后，等后代能够更安全地独立生存时，狐狸伴侣会选择分开，各自寻找新的伴侣。费舍尔认为，人类如果不受社会道德规范的约束，也会以这种方式生活。值得一提的是，费舍尔的理论当然受到了不少批评。

114. Sharot, Riccardi, Raio, Phelps, "Neural mechanisms mediating optimism bias", *Nature*, vol 450, 1 november 2007.

115. T Maruta, R C Colligan, M Malinchoc, K P Offord, "Optimists vs pessimists: survival rate among medical patients over a 30-year period", *Mayo Clinic Proceedings*, feb 2000.

116. 一种观点认为，所有人都拥有无限的选择权。至少纵观人类历史中迄今存在过的所有社会，这种假设都不算合理。

117. 额叶和边缘系统的协同合作也会产生影响。参见：Lee, et al., "Amygdala-prefrontal coupling underlies individual differences in emotion regelation", *Neuroimage*, september 2012。

118. Srivastava, S., K. M. McGonigal, J. M. Richards, E. A. Butler, and J. J. Gross., "Optimism in Close Relationships: How Seeing Things in a Positive Light Makes Them So", *Journal of Personality and Social Psychology*, 2006:91, s 143–153 and Bjuggren and Elert, "Gender differences in optimism", *Applied economics*, 8 oct 2019, Vol 51 (47), s 5160–73.

119. 科学家在持续观察中发现，抑郁症在男性群体和女性群体中的发病率也存在差异，导致这一结果的，很可能是男性和女性在乐观主义倾向上的差异。国际研究显示，女性抑郁症的发病率是男性的两倍。由于适度的乐观幻想在男性中更为普遍，而且有助于避免产生消极情绪，所以，这种乐观幻想或许可以解释为何男性抑郁症发病率低。（当然，女性在社会许多方面都处于弱势，这或许是另一种解释。）

120. 早在公元 1 世纪，哲学家塞涅卡就注意到了这一点。

121. David Levari, Daniel Gilbert et al., "Prevalence-induced concept change in human judgment", *Science*, 29 jun 2018, vol 360: 6396, s 1465–67.

第 8 章　需要未来的生物：人类的前瞻性思维

122. 尤瓦尔・赫拉利对此有过论述，见 Yuval Noah Harari, *Sapiens*, 2014, s 60–75。这方面的研究可见 Anthony D. Barnosky et al., "Assessing the Causes of Late Pleis-tocene Extinctions on the Continents", *Science*, 2004, 306:5693, s 70–75; Barry

W. Brook and David M. J. S. Bowman, "The Uncertain Blitzkrieg of Pleistocene Megafauna", *Journal of Biogeography*, 2004, 31:4, s 517–23; Miller et al., "Ecosystem Collapse in Pleistocene Australia and a Human Role in Megafaunal Extinction", *Science*, 2005: 309:5732, s 287–90; Richard G. Roberts et al., "New Ages for the Last Australian Megafauna: Continent Wide Extinction about 46,000 Years Ago", *Science*, 2001: 292:5523, s 1888–92。

123. 研究证据显示，甚至连南方古猿都参与了对其他大型灵长类动物的杀戮。科学家对极早期的狒狒头盖骨进行分析，发现颅骨的破裂应该是骨头或木棍的敲击所致。在这些狒狒所生存的时代，南方古猿是唯一懂得使用工具的动物，因此科学家得出结论，这些狒狒一定受到了南方古猿的暴力侵害。

124. 斯蒂芬·平克在《人性中的善良天使》（2012）一书中描述了许多观察结果，这些观察结果表明情况确实如此。

125. M. Seligman, P. Railton, R. Baumeister, C. Sripada, *Homo Prospectus*, 2018.

126. 19 世纪 80 年代，查尔斯·达尔文的表弟弗朗西斯·高尔顿爵士就已经对心盲症进行了描述。

127. 这种关联性得到了神经科学的间接支持，但这方面的对照研究似乎还寥寥无几。鉴于安慰剂效应在药物实验中所发挥的关键作用，对这种关联性的探讨似乎总是浮于表面。

128. 举例来说，科学研究表明，在处于饥饿和疲劳的状态时，我们在政治问题上的表态会趋向保守。

129. Laeng B., Sulutvedt U., "The eye pupil adjusts to imaginary light", *Psychological Science*, Jan 2014.

130. 这些活动分别发生在枕颞区和枕顶区。

131. Xu Cui, Cameron B. Jeter, Dongni Yang, P. Read Montague, David M. Eagleman, "Vividness of mental imagery: Individual variability can be measured objectively", *Vision Research*, feb 2007.

132. Kosslyn, Stephen Michael, Nathaniel M. Alpert, William L. Thompson, Vera Maljkovic, Steven B. Weise, Christopher F. Chabris, Sania E. Hamilton, Scott L. Rauch, and Ferdinando S. Buonanno, "Visual mental imagery activates topographically organized visual cortex: PET investigations", *Journal of Cognitive Neuroscience*, 1993 5(3): 263–287.

133. 保罗·利伯曼（Paul Liberman）在《想象力及其病理学》（*Imagination and Its Pathologies*，2003）中讨论了想象力和外部感知之间的一些差异。

134. 我们白天产生的想象可以被称为清醒的梦境。不过，这种清醒状态下所做的梦，和夜间睡眠时做的梦是不一样的。相比于我们在清醒状态下产生的想象或做的思考，夜间的梦境明显较少受到额叶的控制，因为额叶在睡梦中处于未激活的状态。相比于想象，我们在梦中的存在感降低很多，甚至感觉不到自己的重要性。许多梦境是缺乏主体的。（在事后清醒过来）回顾梦境时，我们会将自己放在被动观察者的位置。

135. 这通常被称为前额叶皮质的执行（或实施）功能。

136. 神经科学家斯蒂芬·弗莱明（Stephen Fleming）及其伦敦大学学院的同事，对决定我们人类具有反思能力的大脑区域进行了研究。结果发现，善于反思的人（这些人通常花很多时间审视和思考自身，包括自己的未来和周围的世界），额叶前部的灰质体积比其他人要大。

137. Ron Milo, "The biomass distribution on Earth Yinon M Bar-On, Rob Phillips", *PNAS*, 2018 Jun 19, Epub 2018 May 21.

第 9 章　天才与疯子：精神疾病的利与弊

138. Simon Kyaga et al., "Creativity and mental disorder: family study of 300 000 people with severe mental disorder", *The British Journal of Psychiatry*, November 2011.

139. "Polygenic risk scores for schizophrenia and bipolar disorder predict creativity", *Nature Neuroscience*, 2015 Jul; 18(7): s 953–5. doi: 10.1038/nn.4040. Epub 2015 Jun 8.

140. David Bäckström et al., "Polymorphisms in dopamine associated genes", epub 2017, *Acta Neurologica Scandinavica*, jan 2018. 另一种解释是，这和新的基因突变有关。新的基因突变会增加患上包括精神分裂症和孤独症在内的多种疾病的风险。也就是说，哪怕父母并没有携带该基因，他们的孩子也可能患上这些疾病。

141. Minzenberg MJ, "Meta-analysis of 41 functional neuroimaging studies of executive function in schizophrenia", *Archives of General Psychiatry*, aug 2009, 66(8): 811–22. doi: 10.1001/archgenpsychiatry.2009.91.

142. Fink, Weber, Koschutnig, Benedek, Reishofer, Ebner, Papousek & Elisabeth M. Weiss, "Creativity and schizotypy from the neuroscience perspective", *Cognitive, Affective, & Behavioral Neuroscience*, vol 14, 2014.

143. 随着脑深部电刺激等功能完善的现代技术的进步，对于脑叶切除术的改善和传承，世界神经外科大会也掀起一股热议的浪潮。对于吃药无效的严重精神疾病群体，功能性的神经外科手术逐渐成为有效的治疗手段。

第 10 章　镜子里的你是谁：自我意识的形成与崩塌

144. 利绍尔定义的一型失认症是指，患者可以识别单独的知觉部分和元素，却无法将其组装成连贯的整体。如果一个人的大脑皮质的整合系统受到损伤，他就有可能罹患这种联合性失认症。联合性失认症会将完整的人类世界拆分成一个个零散的独立细节。就好比说，当我们联想到自行车时，脑海里只有脚踏板、车座等部件，而没有对自行车本质的认知。

145. 格施温德在这方面的大量思考可以在他的《关于语言、癫痫和行为的文集》(*Selected Publications on Language, Epilepsy, and Behavior*, 1988)中找到。

146. Murray, E.A., "Representational memory in nonhuman primates", Kesner, Olton, eds., *Neurobiology of Comparative Cognition*, Psychology Press, 1990, s 127–155.

147. Gordon G. Gallup, Jr., "Chimpanzees: Self-Recognition", *Science*, 2 jan 1970. "The Mirror Test"; Gordon G. Gallup, Jr., James R. Anderson, and Daniel J. Shillit, Marc Bekoff, Colin Allen and Gordon M. Burhgardt (red.), *The Cognitive Animal: Empirical and Theoretical Perspectives on Animal Cognition*, MIT press, 2002.

148. Todd E. Feinberg, *Altered egos*, Oxford University Press, 2002, s. 74–75.

149. Uddin, Kaplan, Molnar-Szakacs, Zaidel, Iacoboni, "Self-face recognition activates a frontoparietal mirror network in the right hemisphere: an event-related fMRI study", *Neuroimage*, april 2005. Uddins avhandling, *Neural Correlates of Visual Self-recognition*, University of California, 2006 讨论了相同的主题。

第 11 章 "温暖的色调"和"甜美的气味"：语言是一种思维的联觉

150. Från 1968 and på svenska 1977.

151. Richard Cytowic, *Synesthesia: A Union of the Senses*, s 1.

152. 高尔顿一生撰写了 340 多部著作，其领域涵盖遗传学、统计学、气象学、人类学等。虽然在今天看来，他的一些想法和理念未免有些过时，甚至让人难以接受（比如他所主张的优生学），但由于其原创性和革新性，高尔顿无疑是一位天才人物。1909 年，他被英国王室授予爵士称号。

153. Théodore Flournoy, *Des phénomènes de synopsie*, 1893, s 219–220. Anna Plassart and Rebekah C. White, "Théodore Flournoy on synesthetic personification", *Journal of the History of the Neurosciences*, 2017: 26:1, 1–14, innehåller en översättning av kapitlet VII: "Om personifikation", från *Flournoy*, 1893.

154. Richard E. Cytowic, *Synesthesia: A Union of the Senses*.

155. Julia Simner et al., "Synaesthesia: the prevalence of atypical cross-modal experiences", *Perception*, 2006; 35(8): 1024–33. doi: 10.1068/p5469.

156. Joanna Atkinson et al., "Synesthesia for manual alphabet letters and numeral signs in second-language users of signed languages", *Neurocase*, aug 2016: 22(4):

379–86. doi: 10.1080/13554794.2016.1198489.

157. 科学家拉马钱德兰和 E.M. 哈伯德（E.M. Hubbard）为此提供了令人信服的证据，参见：Ramachandran VS and Hubbard EM, "Synaesthesiad: A window into perception, thought and language", *Journal of Consciousness Studies*, 2001: 8(12): 3e34。后来，更多的研究支持了这样的解释。

158. 相比于普通人，孤独症患者和癫痫患者出现联觉的症状更为常见。比如，联觉在颞叶癫痫的患者中出现的比例非常之高，在阅读障碍症患者中也很多见。阅读障碍症、孤独症、癫痫和联觉之间的共存性表明，这些情况或许和大脑中一些潜在的结构性因素有关。一种可能的解释是，癫痫病灶会导致神经细胞树突局部的过度生长。比如，颞叶癫痫会导致颞叶区域之间连接的增加，可以诱发附近神经细胞群的交叉激活，从而产生联觉现象。
英国作家丹尼尔·谭米特（Daniel Tammet）集阿斯佩格综合征、癫痫和联觉于一身，因此拥有超常智力，是欧洲圆周率记忆的纪录保持者（他能记住小数点后 2.2 万多位）。谭米特能够通过信息所唤起的同感颜色和元素的顺序，在大脑中存储海量信息。

159. 位于 V4 区和 V8 区附近。

160. Richard Cytowic, *Synesthesia: A Union of the Senses*, s 157.

161. 同上，s 23。

162. 无论是否拥有联觉，一个人的感官和知觉的神经结构都是确凿无疑的。对于我们这些普通人而言，感官的体验"无非就是那样"，但对拥有联觉的人而言，感官体验却是异常丰富的。联觉意味着一个格外多样化的、鲜活而灵动的经验世界。

163. Richard Cytowic, *Synesthesia: A Union of the Senses*, s 89.

164. Oliver Messaien, *Traité de rythme, de couleur, et d'ornithologie*, 1977, s 310.

165. Domino, "Synesthesia and creativity in fine arts students: An Empirical Look", *Creativity Research Journal*, 1989: 2(1–2), s 17–29.

166. Vladimir Nabokov, *Tala, minne*, Albert Bonniers Förlag, 2012.

167. Citerad, Don George, *Sweet Man, the Real Duke Ellington*, 1981, s 226.

168. Siri Hustvedt, *En historia om mina nerver*, 2009, s 125.

169. 精神分析家阿诺德·莫德尔（Arnold Modell）在他的《想象与有意义的大脑》（*Imagination and the Meaningful Brain*, 2003）一书的第 75 页对此进行了讨论。

170. 我还是选择了 pong 来表示石块。

171. 神经学家拉马钱德兰的观点是，我们可以用这种方式来解释该现象。

172. V. Ramachandran, E. Hubbard, "Synaesthesia: A window into perception, thought and language", *Journal of Consciousness Studies*, 2001: 8(12), s 3–34.

第 12 章　我们生活在一座"符号森林"：隐喻、数学与梦

173. 卡尔·萨根在《伊甸园之龙》(*The Dragons of Eden*)中引用过。

174. Ramachandran, V.S., Hubbard, E.M, "The Phenomenology of Synaesthesia", *Journal of Consciousness Studies*, 2003:10 (8): s 49–57.

175. Ämnet återkommer, Norman Geschwind, *Selected Publications on Language, Epilepsy, and Behavior*.

176. 时间和数量在很大程度上都缺乏感官内容，但它们能从我们所看见和所感知到的空间维度挪借意义。神经科学家斯坦尼斯拉斯·迪昂(Stanislas Dehaene)经过探索，揭示了这一事实。

177. 法国著名的大脑研究者斯坦尼斯拉斯·迪昂曾写过这方面的作品，例如《大脑中的空间、时间和数字》(*Space, Time and Number in the Brain*, 2011)。

178. 西尔贝雷认为，出现在面前的图像是思想内容的隐喻表示。近些年来，学界对于这一理论有了新的发现，我们对于为何做梦的理解，以及对于思维符号结构的理解，或许都与这一理论有关。

179. 心理学家安德烈·马夫罗马蒂斯(Andreas Mavromatis)在其作品《半梦半醒——清醒和睡眠之间的独特意识状态》(*Hypnagogia–The Unique State of Consciousness Between Wakefulness and Sleep*)中记录了一组睡眠将要开始时的自动图像。

180. 迪尔德丽·巴瑞特在综述文章中转载了这项研究，参见："Dreams and creative problem-solving", *Annals of the New York Academy of Sciences*, oct 2017: 1406(1): s 64–67. doi: 10.1111/nyas.13412。

181. 科琳·沃尔什(Colleen Walsh)在《哈佛公报》(*The Harvard Gazette*)上就此采访了迪尔德丽·巴瑞特，参见："Dreams and creative problem-solving", *Annals of the New York Academy of Sciences*, oct 2017: 1406(1): s 64–67. doi: 10.1111/nyas.13412。

182. 药理学家奥托·勒维(Otto Loewi)曾梦到一个实验，可以证明神经冲动的本质是化学传递。梦醒后，他立刻前往实验室进行了操作，并且因这一发现而获得了诺贝尔奖。关于从梦境中获得的解决途径和创新方案，比较著名的例子还包括元素周期表(来自俄国化学家德米特里·门捷列夫的梦)，以及滚石乐队《满足》("Satisfaction")一曲中的吉他旋律(来自吉他手基思·理查兹于 1965 年 5 月的某天所做的梦)。

183. 提出这种想法的是诗人约翰·沃尔夫冈·冯·歌德。